U0020371

—— 這樣吃就對了！——

腎臟病低蛋白・低鹽飲食全書

40組健康餐×151道常備菜

吳苡璉 著

本書聲明

- 本書豆魚蛋肉類料理各份數蛋白質克數，0.5 份 3.5 公克、1 份 7 公克、1.5 份 10.5 公克、2 份 14 公克，書中所列食材重量皆為生重。

- 本書的分量設計無法符合每位腎友的需求，建議諮詢過營養師，確認合適個人需求的份數，並搭配此食譜書執行低蛋白飲食。

- 本書所提供的食譜皆以一人份為基準，而相關營養數據則以四捨五入取至小數點第一位。

- 本書中若是使用指定品牌的產品，會直接採用食品包裝上的營養標示來做營養素分析，不過因為市面上的產品，在營養標示的資料上通常沒有鈉、磷、鉀的數據，計算上會以「營養量計算檔有採購單（使用 2020 版 update1 資料庫）」的資料作為參考。

- 本食譜書的膨縮率是基於作者一次烹煮 5 份豆魚蛋肉類的分量所得，而膨縮率可能因烹煮時間和分量的差異而有所不同。

- 本書的營養素分析及分量皆以生重為基準進行計算。

生重：食材採買後去除不可食部位後的重量
熟重：烹煮後去除不可食部位後的重量
膨縮率：食材熟重 ÷ 食材生重 ×100%

享受美味！輕鬆實行低蛋白飲食

苡璉營運長加入腎臟病防治基金會後，以充沛的熱情投身各項計畫，致力於預防和減輕腎臟疾病對患者生活的影響。她特別關注慢性腎臟病患者的低蛋白飲食，並積極參與基金會「豐腎食堂」的建立。這個食堂是專為腎友而設，它擔負著協助患有慢性腎臟病的腎友們更輕鬆地實行低蛋白飲食的使命。

當腎友在醫院接受醫師的建議，開始了低蛋白飲食治療後，回到日常生活中常常會遇到各種挑戰。這可能包括飲食的限制、食材的選擇、烹調是否美味可口？以及如何確保攝取足夠熱量等。在這種情況下，「豐腎食堂」成為了一座橋樑，為腎友們提供了實用的飲食指導和美味的腎友餐點，不僅讓腎友能夠更輕鬆地執行低蛋白飲食，還能享受美味的餐點，不再覺得自己只能進食刻板乏味的療養餐。

苡璉以她的專業知識和深刻理解，將這些精心製作、美味可口的低蛋白飲食，轉化為實用的家常料理。這本書中的食譜不僅詳盡，還極為貼近日常生活，並以直觀的方式展示了各種食材的分量，使讀者能夠輕鬆製作低蛋白飲食。無論您是初學者，還是有經驗的腎友，這本書都提供了實用的建議，有助於讓腎友不但能攝取充分美味的營養，同時能減緩腎功能惡化的速度。

最重要的是，書中的豐富食譜和示範餐食使飲食變得多樣化且美味。這不僅有助於滿足腎友的味蕾，還充分消除了他們可能感受到的飲食受限與憂心。透過運用低氮澱粉和多種不同色彩的食材，腎友的餐桌看起來非常豐盛且美味，為腎友帶來更多享受美食，並維護腎功能的機會。

財團法人腎臟病防治基金會 執行長
前台灣腎臟醫學會理事長

林裕峯

守護腎臟健康，餐餐色香味俱全！

　　苡璉營運長從在醫院擔任腎臟病衛教師開始，便致力於對慢性腎臟病腎友的照護，藉由教導腎友認識腎臟病指數、調整生活習慣、掌握飲食控制及正確用藥，以延緩腎臟功能惡化。從事腎臟病防治基金會營運長後，她更積極多面向經營各種預防和延緩腎臟病的計畫，並以她企劃活動的長才，從大型篩檢健康講座、平面及網路健康識能提升，以及烹調低蛋白健康飲食的豐盛食堂，讓腎臟病防治基金會成為腎友們的堅強後盾。

　　苡璉營運長本身廚藝很好，喜歡為親朋好友們烹製健康美味的餐點，她將這份熱情結合了她在腎臟健康領域的專業知識，為腎友設計營養均衡、美味可口的菜單。我經常遇到腎友們對於如何實行低蛋白飲食感到困惑，而這本專為腎友所編寫的食譜書，相信搭配臨床營養師的專業建議及營養成分估算，能夠有效協助腎友們正確實踐低蛋白飲食。

　　這些由苡璉營運長設計的食譜不僅美味、色彩豐富，還精心選用各種時令的在地食材、低氮澱粉和調味料的各種組合，為腎友們提供了豐富的組合，幫助腎友進行低蛋白飲食時，也能盡享營養的美味餐食。

衛生福利部雙和醫院 腎臟科主任

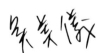

飲食的重點在於控制食物的分量，而不僅僅是關注哪些食物可以或不可以吃。嘗試使用豐富多彩的食材和多樣化的烹飪方式，並注重擺盤的美觀，使餐食充滿多樣化的美味。每當有腎友問我：「這是示範一餐，還是示範一整天的飲食？」時，頗為欣慰，感覺他們已經開始理解，腎友的飲食可以如此豐盛多彩。

感謝素卿編輯的關注和邀請，使我得以把過去累積的經驗和知識集結成這本書。同時，也要感謝腎臟病防治基金會的 Dodo 營養師，在籌備出書的過程中，不斷的與我討論和協助，為這本書的誕生貢獻了許多心血。同樣要感謝餐點實作的好幫手曉涵，有了妳的協助，我才能在繁忙的日常生活中實現自己對分享食譜的熱情。感謝阿正哥，一直在我身邊給予堅定的支持，讓我勇敢地去追求自己想要實現的理想！

然而，最重要的感謝要送給所有的腎友們。在這段過程中，我經常自問為什麼會喜歡做這件事情，但每當我能回答你們的問題、協助到你們時，這一切都是非常值得的，而且讓我充滿了耐心和動力。你們的支持和回饋一直都是我前進的原動力。

財團法人腎臟病防治基金會營運長

吳苡璉

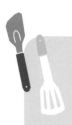

低蛋白飲食攻略

豆類健康餐

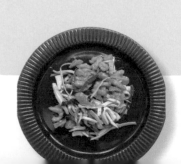

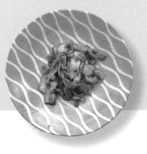

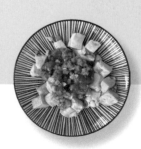

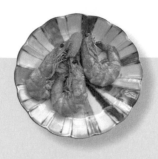

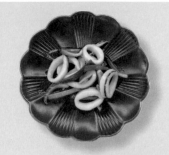

魚類健康餐

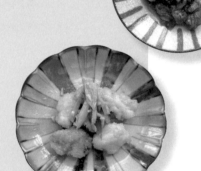

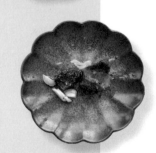

蛋類健康餐

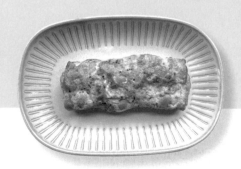

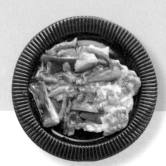

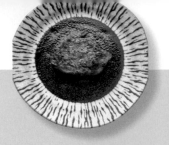

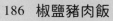

肉類
健康餐

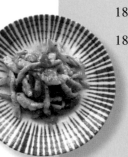

低氮
澱粉料理

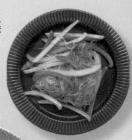

蔬菜料理

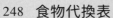
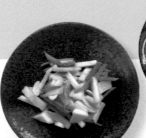
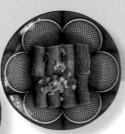
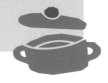

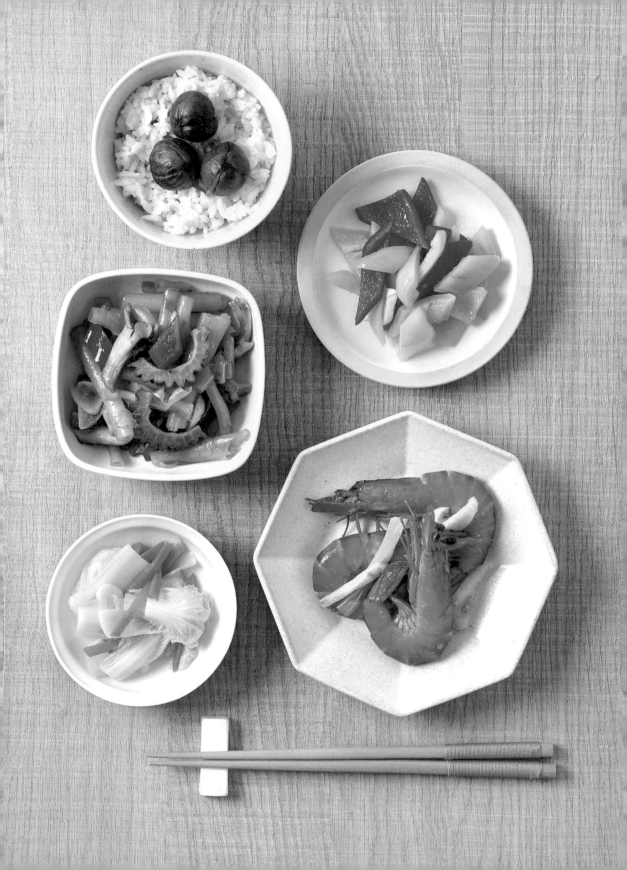

低蛋白
飲食攻略

低蛋白飲食適合族群

　　低蛋白飲食指的是每日每公斤體重攝取 0.6 ～ 0.8 公克的蛋白質，一般健康人的蛋白質攝取建議量是每日每公斤體重 1 ～ 1.2 公克的蛋白質。此飲食多使用於未洗腎的慢性腎臟病病友，因為蛋白質的代謝會產生含氮廢物，而含氮廢物是由腎臟代謝，所以當腎功能有受損時，會建議控制蛋白質的攝取，來降低腎功能的惡化。低蛋白飲食除了控制每日蛋白質的攝取外，充足的熱量攝取，也是此飲食是否能有效的關鍵。

　　進行低蛋白飲食，大家通常只會記得要降低蛋白質的攝取量，常常忽略另一件同等重要的事情——充足的熱量攝取。因為減少蛋白質食物的同時，熱量攝取就會降低，若沒有同時調整從其他巨量營養素的攝取量，只單純降低蛋白質的攝取量，就會造成熱量攝取不足。當熱量攝取不足時，身體會代謝自己體內的蛋白質，產生更多的含氮廢物，長期下來會有蛋白質熱量耗損的問題，造成腎功能惡化得更快。

　　慢性腎臟病病友在腎功能衰退到洗腎前，會使用低蛋白飲食來延緩腎功能惡化，但開始透析後，飲食建議會轉為高蛋白飲食，因為腎友每次的透析都會流失蛋白質，所以建議每日每公斤體重攝取 1.2 ～ 1.5 公克的蛋白質。

　　我們依照 2012 全國腎臟聯合會（Kidney Disease：Improve Global Outcomes, KDIGO）指引，慢性腎臟病的定義是腎功能異常超過 3 個月，並根據腎絲球過濾率（estimated Glomerular filtration rate, eGFR）及尿蛋白將慢性腎臟病分成五期：

	第一期	第二期	第三期	第四期	第五期
	尿液異常 腎功能正常	輕度 慢性腎臟病	中度 慢性腎臟病	重度 慢性腎臟病	末期 慢性腎臟病
腎絲球過濾率	90以上	89-60	59-30	29-15	小於15
尿蛋白	超標	超標			
	追蹤結果異常持續三個月以上				
回診時間	半年 追蹤一次	半年 追蹤一次	三個月 追蹤一次	三個月 追蹤一次	二至四週 追蹤一次
衛教方針	認識腎臟病日常生活保健與預防	認識腎臟疾病分期介紹及注意事項	1.了解慢性腎臟病及常見之併發症與處理 2.認識腎臟替代療法、了解正確透析時機	1.了解持續影響腎功能惡化的因子 2.認識透析治療通路	1.了解血管通路種類與自我照護 2.能參與透析治療之選擇 3.認識透析治療合併症

*腎絲球過濾率eGFR(ml/min/1.73m^2)

	慢性腎臟病（未透析）病人	透析（洗腎）病人
飲食方式	低蛋白飲食 · 初期：每公斤體重攝取蛋白質 0.8～1.0 公克 · 中後期：每公斤體重攝取蛋白質 0.6～0.8 公克	高蛋白飲食 · 血液透析：每公斤體重攝取蛋白質 1.0～1.2 公克 · 腹膜透析：每公斤體重攝取蛋白質 1.2～1.5 公克
鈉	低鈉：建議每日 <2,300mg	
磷	低磷	
鉀	依抽血數值評估是否需要限制	

以上數值皆為參考值，實際控制方法請諮詢您的醫療團隊，才能根據實際情況給予最適當的建議。

15

我們常用「雞、生、蛋」來教大家看懂自己的腎功能報告，雞是「肌酸酐」，肌酸酐是由肌肉代謝的產物，當腎臟功能有異常時，肌酸酐無法從腎臟排出，抽血看到肌酸酐的數值就會越來越高。

「生」是「腎絲球過濾率」，把肌酸酐、年齡和性別帶進公式，就可以算出腎絲球過濾率，腎絲球過濾率就像腎臟的成績，60 分及格，分數越低，代表腎功能越差。

「蛋」是「蛋白尿」，腎臟功能有問題時，蛋白質就會漏到尿裡，當檢驗數值超過標準值時，就代表有蛋白尿，也就是腎臟功能出問題了！

Tips 不知道自己的腎絲球過濾率，可到財團法人腎臟病防治基金會的網站（https://www.tckdf.org.tw/Main/GFR02），填入肌酸酐、性別跟年紀，就可以計算出來。

低蛋白飲食的正確準則

　　充足的熱量攝取對於低蛋白飲食來說很重要，因為熱量攝取不足夠會使肌肉分解、體重減輕，引起尿毒素增加，進而導致腎功能惡化加速，所以維持充足的熱量攝取，是低蛋白飲食成功的關鍵！

　　腎友熱量的需求與一般人相同，但也需要根據目前體重、生活習慣、身體活動度，以及疾病的狀況做調整，若有諮詢過營養師，以營養師給的建議為主。

腎友熱量需求

年齡	男性	女性
<65 歲	體重 ×33 ～ 35 大卡	體重 ×28 ～ 30 大卡
>=65 歲	體重 ×28 ～ 30 大卡	體重 ×25 ～ 28 大卡

台灣國民營養變遷狀況調查 2005-2008

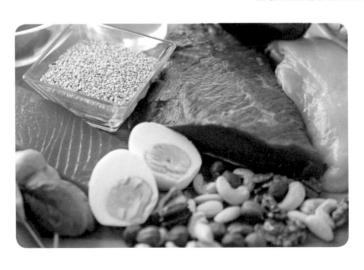

低蛋白飲食另一個成功的關鍵就是控制蛋白質的「量」與「質」，蛋白質攝取「量」會依照臨床的狀況而有不同，建議如下：

	慢性腎臟病 1～3 期 每公斤體重蛋白質需求	慢性腎臟病 4～5 期
無糖尿病之 慢性腎臟病	0.8～1.0 公克	0.6～0.8 公克
糖尿病腎病變	0.8～1.0 公克	0.8 公克

2018 年版的「衛生福利部國民健康署慢性腎臟病管理手冊」

　　「質」的部分，根據「2015 台灣慢性腎臟病臨床診療指引」，建議**蛋白質的攝取來源，至少 50% 來自高生物價蛋白質（品質好的蛋白質）**。

　　腎友進入慢性腎臟病照護系統後，通常都會到營養室做諮詢，營養師會根據腎友的疾病程度、是否有其他合併症，以及飲食習慣，設計適合的六大類份數，腎友就可以根據六大類份數來執行低蛋白飲食。若尚未安排到營養師做諮詢，也可以先上腎臟病防治基金會的網站做六大類份數的估算。

食物份數估算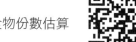

食譜設計方式

　　當腎友進入醫院的照護系統後，會根據其腎功能狀態、慢性腎臟病期數，加入不同的照護計畫，以提供最適當的照護。慢性腎臟病第 1 ～ 3a 期會進入初期慢性腎臟病照護計畫，通常是由腎臟科醫師及腎臟病衛教師半年追蹤一次；慢性腎臟病第 3b ～ 5 期會進入末期腎臟病前期（Pre-ESRD）照護計畫，腎友的照護會由腎臟科醫師、腎臟病衛教師、營養師和藥師等多方面的專業人員共同追蹤，以確保腎友疾病的照護能得到全面且有效的管理。

　　飲食調整是腎友疾病控制中非常重要的一環，當腎友看過營養師後，營養師會依據腎友的疾病狀況和飲食習慣，為其量身訂做適合的飲食建議，會計算出六大類食物（全穀雜糧類、豆魚蛋肉類、蔬菜類、油脂類、乳品類、水果類）的分量需求。這時候腎友會得知每一餐應該吃多少分量的飯、肉、菜等。本書食譜就是以此概念進行設計，當腎友了解自己的六大類份數後，便可對照食譜書所設計的份數，調整成自己所需要的。

全穀雜糧類

　　食譜書的全穀雜糧類大多是以白飯為底，而不是麵食。 這是因為麵食的低生物價蛋白質含量，比一般的全穀雜糧類高，一份麵食就含有 2 公克以上的蛋白質。因此，我們不太建議腎友使用麵食，尤其是在家自己煮飯的時候，可以盡量使用白飯。一般白飯一份含有 1.5 公克蛋白質，書中使用的是台農 82 號米，是台灣自產的低蛋白米，一份含有 1 公克蛋白質，口感與一般米相似。此外，市面上還有其他廠商研發的低蛋白

米，其中有幾款是幾乎不含蛋白質的，就可以將全穀雜糧類省下的蛋白質留給豆魚蛋肉類，特別適合喜歡吃肉的腎友。

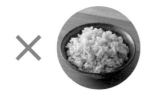

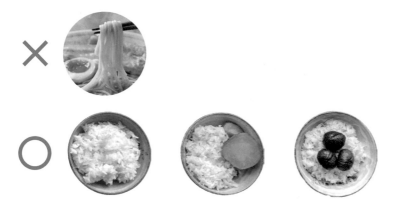

在全穀雜糧類中，除了白飯之外，有時也可以搭配地瓜或栗子。一份黃肉甘諸含有蛋白質 0.6 公克和鉀 138 毫克，而一份栗子則含有蛋白質 1.5 公克和鉀 185 毫克。這些蛋白質的含量適合腎友食用，但由於鉀離子的含量較高，所以不建議完全用地瓜或栗子代替全穀雜糧類，而是適量搭配使用。

其他未精製的全穀雜糧類，例如糙米，磷的含量較高，因此不建議使用。另外像山藥（一份含 2.4 公克蛋白質）、馬鈴薯（一份含 2.3 公克蛋白質）和南瓜（一份含 1.8 公克蛋白質，但含鉀 405 毫克），**由於它們的蛋白質含量或鉀含量較高，較少搭配使用。**

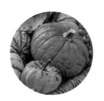
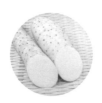
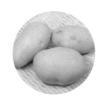

豆魚蛋肉類

　　大多女性腎友每天豆魚蛋肉類的攝取量是 2.5 ～ 3.5 份，男性腎友每天豆魚蛋肉類的攝取量是 3.5 ～ 4.5 份。在此我們選擇了一餐中最常見的分量，即 1.5 份的豆魚蛋肉類作為範例，並提供了此料理豆魚蛋肉類 0.5 份、1 份和 2 份的照片供大家參考。腎友在選擇使用時，可以根據自己需要攝取的豆魚蛋肉類份數進行調整。

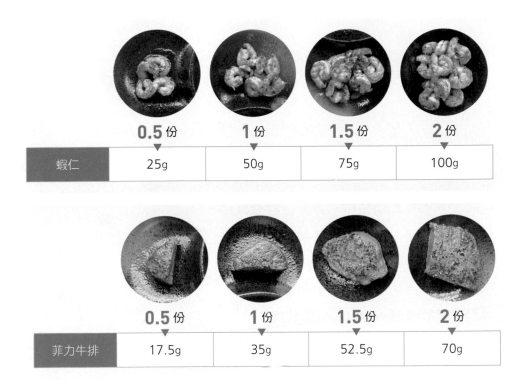

	0.5 份	**1** 份	**1.5** 份	**2** 份
蝦仁	25g	50g	75g	100g

	0.5 份	**1** 份	**1.5** 份	**2** 份
菲力牛排	17.5g	35g	52.5g	70g

蔬菜類

　　根據大家的飲食習慣，蔬菜通常都會在午餐和晚餐中攝取。而一般建議每人每天至少攝取 3 份蔬菜，因此把蔬菜分配在兩餐，即每餐可攝取 1.5 份的蔬菜。本書食譜中，每道蔬菜都是使用半份（生重 50 克）的量，因此每餐會有 3 道蔬菜，其中一道會搭配低氮澱粉，另外一份有時會搭配豆魚蛋肉類，或者就是另外會有兩道純蔬菜的料理。

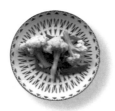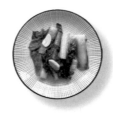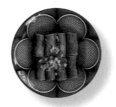

油脂類

　　腎友在使用油脂類時，需要注意油的種類和分量，烹調用油建議選擇植物性油脂，可以選用橄欖油、亞麻籽油、芝麻油等。常常更換不同種類的油脂，能吸收到不同種類的脂肪酸。

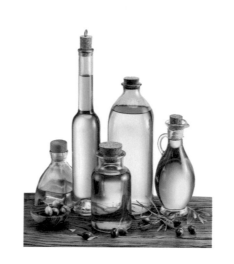

　　在食譜中，油脂的分量通常是一餐 4 份為主，餐點包含 4 道菜，每道菜使用 1 份油脂。如果遇到只有 3 道菜的情況，可以使用 2 份油脂來烹調豆魚蛋肉類的料理。油脂是腎友熱量的重要來源，使用這樣的方式，可以確保攝取足夠的熱量。在飲食中，豆類、魚類、蛋類和肉類也是油脂的來源，為了避免攝取過量的動物性油脂，腎友應盡量避免食用高脂或

超高脂的肉類。這樣做的好處在於，一方面可以控制動物性油脂的攝取量，另一方面也能控制攝入的飽和脂肪比例，以降低心血管疾病的發生機率。

低蛋白熱量補充品

　　腎友飲食需要限制蛋白質攝取，在減少蛋白質食物的攝取同時，也代表減少了來自蛋白質食物的熱量，會造成整體的熱量攝取下降，這時就需要從其他食物來攝取熱量，因為達到充足熱量攝取也是腎友飲食很重要的一環。腎友的低蛋白熱量補充品指的是食物含很少量的蛋白質，但可以攝取到熱量。食譜書中會使用到的低蛋白熱量補充品包含低氮澱粉及精緻糖，會將屬於這類的食物熱量計算出來，方便腎友確認自己補充了多少低蛋白熱量補充品。

低氮澱粉

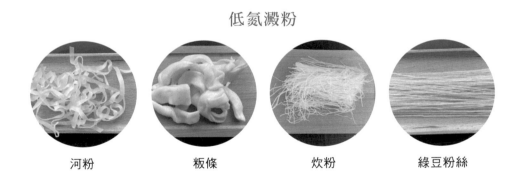

| 河粉 | 粄條 | 炊粉 | 綠豆粉絲 |

　　另外，腎友的六大類裡面沒有乳品類，因為乳品類的磷含量高，且不易被磷結合劑結合，就比較不建議腎友使用。

如何簡單計算熱量

想要簡單計算熱量,可以依照下列三大步驟:

1 區分食物的食物類別。

2 算出有幾份。

3 用份數乘上各類別一份的熱量。

這樣就可以算出某一道菜的熱量,需要計算一天或一餐攝取的熱量時,用這樣的方式去加總各類別的熱量。

食物六大類及低蛋白熱量補充品的熱量對照表

類別	一份的熱量	一份的蛋白質含量	一份的碳水化合物含量
全穀雜糧類	70 大卡	約 2 公克	約 15 公克
豆魚蛋肉類	低脂:55 大卡、中脂:75 大卡、高脂:120 大卡,可以用平均 75 大卡來做計算。	約 7 公克	
蔬菜類	25 大卡	約 1 公克	約 5 公克
水果類	60 大卡		約 15 公克
油脂類	45 大卡		
低氮澱粉	70 大卡		約 17.6 公克

舉例來說，一碗白飯（160g）有多少熱量呢？

- 先分辨出白飯是屬於全穀雜糧類。
- 1 份全穀雜糧類的白飯是 1/4 碗（40g），所以一碗有 4 份。
- 1 份全穀雜糧類的熱量是 70 大卡，4 份是 280 大卡。

以食譜裡面的一餐來練習估算熱量

全穀雜糧類	豆魚蛋肉類	蔬菜類	油脂類	低蛋白熱量補充品
台農 82 號米 2 份 + 黃肉甘藷 1 份	板豆腐	舞菇 + 胡蘿蔔 0.5 份 / 小黃瓜 0.5 份 / 黑木耳絲 + 紅椒絲 + 洋蔥絲 0.5 份	植物油	韓式冬粉
3 份	1.5 份	1.5 份	4 份	1 份

全穀雜糧類（70 大卡 ×3 份）+ 豆魚蛋肉類（75 大卡 ×1.5 份）+ 蔬菜類（25 大卡 ×1.5 份）+ 油脂類（45 大卡 ×4 份）+ 低蛋白熱量補充品（70 大卡 ×1 份）=610 大卡

計算之後，就知道這一餐可以吃到 610 大卡。

豆魚蛋肉類的份數概念

聽到低蛋白飲食，大家很常聯想到：「那我肉、魚少吃點是不是就可以了？」但每個人腦中「少吃點」的想像畫面是不一樣的，所以必須要建立份數的概念。基本上有去營養室，營養師就會跟腎友說每餐可以吃幾份豆魚蛋肉類，這樣則能接軌本食譜示範的餐點。

1 份豆魚蛋肉類含 7 公克的蛋白質，想知道一份豆魚蛋肉類食物的生重是多少公克，可以從國民健康署的「食物代換表 2019」（請參考 P248 ～ P255 附件資料）或者食品藥物管理署「食品營養成分資料庫」查詢。本書中的各料理，除了有將食材的生重寫出來外，還會提供餐點料理後不同份數的照片，可以從照片來建立份數的概念。

豆魚蛋肉類
不同份數參考

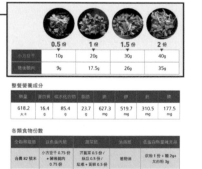

食物營養
成分資料庫

	0.5 份	1 份	1.5 份	2 份
小方豆干	10g	20g	30g	40g
乾後雞肉	9g	17.5g	26g	35g

整餐營養成分

熱量	蛋白質	碳水化合物	脂肪	鈉	鉀	鈣	磷
618.2 大卡	16.4 g	85.4 g	23.7 g	627.3 mg	519.7 mg	310.5 mg	177.5 mg

各類食物份數

全穀雜糧類	豆魚蛋肉類	蔬菜類	油脂類	低蛋白熱量補充品
台農 82 號米	小方豆干 0.75 份 ＋ 醃後雞肉 0.75 份	不結菜 0.5 份 / 熱豇 0.5 份 / 豆豉 + 薑絲 0.5 份	植物油	炊飯 1 份 + 糖 7g+ 太白粉 3g
3 份	1.5 份	1.5 份	4 份	90.7 大卡

主菜營養成分

熱量	蛋白質	碳水化合物	脂肪	鈉	鉀	鈣	磷
158.3 大卡	11 g	8.2 g	8.7 g	291.3 mg	184 mg	211 mg	132 mg

主菜各類食物份數

全穀雜糧類	豆魚蛋肉類	蔬菜類	油脂類	低蛋白熱量補充品
0 份	1.5 份	0 份	1 份	18.4 大卡

豆類食物

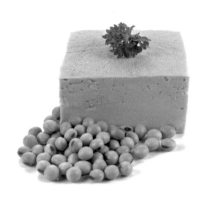

豆類食物是豆魚蛋肉類裡面,體積、重量變化比較大的種類,例如豆腐、油豆腐、豆皮,這些食物在購買的時候通常都有營養標示,可以從營養標示去算出一份的重量是多少。例如書中有使用到的油豆腐,計算方式如下:

計算油豆腐一份豆魚蛋肉類等於多少公克

= 每一分量油豆腐的克數÷每份油豆腐所含的蛋白質克數 ×7(一份豆魚蛋肉類含 7 公克蛋白質)

=97.5 ÷ 13.5 × 7 ≒ 50

經過公式計算後可得知,**每 50 公克的油豆腐等於 1 份豆魚蛋肉類。**

【油豆腐】營養標示				
每一分量 97.5g,本包裝盒 2 份				
	每份		每 100g	
熱量	164	kcal	168	kcal
蛋白質	13.5	g	13.8	g
脂肪	11.0	g	11.3	g
飽和脂肪	2.1	g	2.1	g
反式脂肪	0.0	g	0.0	g
碳水化合物	2.8	g	2.8	g
糖	0.5	g	0.5	g
鈉	16	mg	16	mg

魚類（海鮮）食物

　　魚類包含海鮮，一份海鮮的克數就比較需要查詢，例如蚵仔一份生重70 公克、透抽一份生重 45 公克，比較沒有一個固定的重量（生重是使用營養量計算檔採購單的平均牡蠣值資料）。

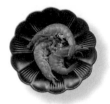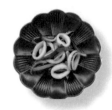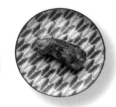

蛋類食物

　　蛋類就很好估算，**一顆雞蛋就是一份**。

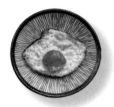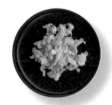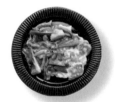

肉類食物

　　肉類，一份的克數大多是 30～40 公克之間，這克數與本身是低脂、中脂、高脂有些關連，低脂通常生重約是 30 或 35 公克，像雞胸肉一份的生重就是 30 公克；高脂通常生重約是 40 公克，例如去骨牛小排，但大多數肉類一份生重的克數就是 35 公克。

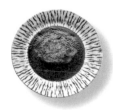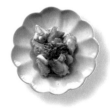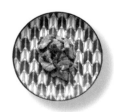

一份豆魚蛋肉類

牛肉	公克數	熱量	脂肪量	飽和脂肪	
沙朗牛排（肋眼）	35	57	2.9	1.49	低脂
板腱	35	58	3.17	1.13	低脂
去骨紐約客牛排	30	57	3.24	1.62	低脂
菲力牛排	35	65	3.73	1.85	低脂
牛肋條	35	79	5.7	2.41	中脂
牛去骨肩胛小排	40	93	7.15	3.06	高脂
去骨牛小排	40	116	9.61	4.3	高脂
無骨牛小排	40	134	11.91	5.68	超高脂

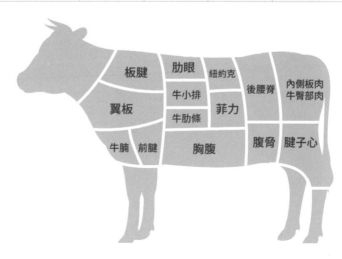

豬肉	公克數	熱量	脂肪量	飽和脂肪	
豬小里肌 （腰內肉、豬菲力）	30	42	1.63	0.66	低脂
豬後腿肉 （內含老鼠肉）	35	43	1.39	0.51	低脂
豬頰肉	40	73	4.76	1.73	中脂
豬下肩肉（梅花肉）	35	70	4.76	1.77	中脂
豬上肩肉（梅花肉）	35	72	4.9	1.91	中脂
豬大里肌	35	74	5.03	1.9	中脂
豬大排	35	75	5.03	1.9	中脂
豬絞肉（平均值）	35	74	5.11	1.88	中脂
豬肝連	45	89	6.8	2.84	高脂
豬小排	35	101	8.17	3.36	高脂
豬頸肉（松坂肉、僧帽肌、霜降、雪花）	40	114	9.32	3.38	近超高脂
豬肩胛肉（梅花肉）	40	118	9.93	3.91	近超高脂

豬去皮腹脅肉（五花肉）	45	162	14.78	5.76	超高脂

資料來源：營養量計算檔有採購單（使用 2020 版 update1 資料庫）

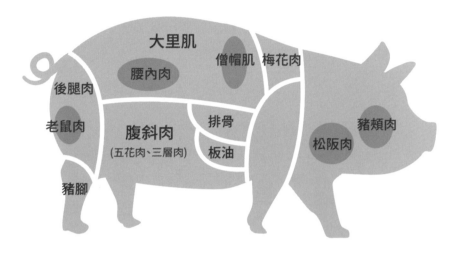

　　本書中豆魚蛋肉類若是使用指定品牌的產品，會直接採用食品包裝上的營養標示來做營養素分析，不過因為市面上的產品，在營養標示的資料上沒有鈉、磷、鉀的數據，所以是參考了「營養量計算檔有採購單（使用 2020 版 update1 資料庫）」的資料（https://www.dietitians.org.tw/publicUI/G/G10301.aspx?arg=8DBAFB4CD9EB174071，點選「簡易營養量計算表」）。例如茄燒豆皮這道菜的豆皮，是使用傳貴有機豆皮，鈉、磷、鉀的資料，就是使用資料庫中豆腐皮的資料來換算，因此實際攝取的鈉、磷、鉀可能會有些微落差，不過基本上以相同 1 份豆魚蛋肉類來看，實際上的攝取量不會差太多，若是較嚴格控制者才需要特別注意。

優質蛋白質比例

　　當大家聽到要開始低蛋白飲食，第一個直覺就是減少肉、魚的食用分量，這個想法也沒錯，但控制蛋白質，除了降低蛋白質食物的量，還有一件很重要的事，是吃進來的蛋白質要有一半來自優質（高生物價）的蛋白質。

　　優質（高生物價）蛋白質是什麼呢？指的是這類的食物含有完整的必需胺基酸，而豆魚蛋肉類就是優質（高生物價）的蛋白質來源，所以我們也要在每天可以吃的份數下，好好享受豆魚蛋肉類的料理。

類別	食物
豆類	豆腐、油豆腐、豆干、豆皮、黃豆、毛豆…
魚（海鮮）類	魚、蝦、透抽、蚵仔…
蛋類	蛋
肉類	雞肉、豬肉、牛肉…

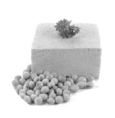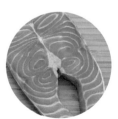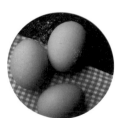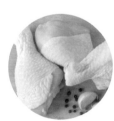

要如何計算優質蛋白質的比例呢？

用豆魚蛋肉類攝取的蛋白質克數 ÷ 總共攝取的蛋白質克數 ×%

一般建議至少要佔 50% 以上，這看起來容易，但其實在進行低蛋白飲食時，很容易會著重於所攝取的蛋白質的「量」，而忘了注意到蛋白質的「質」。

這個概念就可以用來解釋，為什麼營養師常會說：「選擇全穀雜糧類時，要少吃麵食，多吃飯。」因為全穀雜糧類含的是低生物價的蛋白質，而一份的麵食所含的蛋白質克數高於一份白飯，但是我們又需要吃到足夠的全穀雜糧類分量，才能有充足的熱量，如果全穀雜糧類全都攝取麵食的話，就有可能導致低生物價蛋白質佔的比例過高，但大家也不用因為吃了一餐麵食就覺得不安，只要其他餐調整為米飯就可以了。

全穀雜糧類份數概念

常被我們當作主食的全穀雜糧類，可以概略分成米食及麵食，平均一份的全穀雜糧類含 2 公克的蛋白質，其中一份麵食含的蛋白質克數通常是 2.5 公克以上，而一份米食含的蛋白質克數通常是 1.5 公克左右，但是全穀雜糧類所含的蛋白質是低生物價蛋白質，所以比較不建議腎友吃麵食，會以米食為主，才能避免攝取過多的低生物價蛋白質。

去營養室諮詢的時候，應該會聽營養師說，一餐可以吃幾份或者幾碗飯，一碗飯是 4 份全穀雜糧類（1 份白米 20 公克，用 1：1 的水煮出來後就是白飯 40 公克，所以一碗飯指的是白飯 160 公克），標準碗裝起來大約 8 分滿，標準碗指的是容量 240 毫升的碗，大家可以拿自己平常習慣用的碗來測量看看容量。

我習慣用台農 82 號米來做搭配，台農 82 號米是台產白米，蛋白質含量比一般白米再低一些，一般白米 1 份含 1.5 公克的蛋白質，台農 82 號米 1 份只含 1 公克的蛋白質（全穀雜糧類平均 1 份含 2g 蛋白質）。82 號米吃起來口感跟一般白米差不多，不會讓人覺得是特別使用了控制飲食的米，所以自己很喜歡使用，台產的低蛋白米還有西螺米、池上鮮米、五春米，可依喜好選擇。另外，日本廠商也有開發適合腎友的低蛋白米，像是杏昌醫藥科技出的日本越之白米、健輔的日本真粒米，這兩種都是幾乎不含蛋白質的，可以嘗試使用看看。

全穀雜糧類—未精緻

我的餐盤建議，每天的全穀雜糧類至少有 1/3 以上來自未精緻的，對於健康人來說，建議可以選擇糙米、五穀米、全穀米等未精緻的全穀雜糧類，但因為糙米類的磷含量高，所以不建議腎友使用，一般比較常用到的是甘藷，在 P36 表格裡的黃肉甘藷，1 份全穀雜糧類是 55 公克，含 0.7 公克蛋白質，鉀含量 152 毫克，磷含量 23 毫克。從表格中可以看到甘藷一份的蛋白質含量低，所以在腎友的餐點常常會出現，但因為鉀離子比較高，如果是鉀高的腎友可以改成用水煮的方式來降低鉀的攝取。自己在設計菜單時，通常都只會使用一份甘藷跟飯搭配一起煮，而且餐點中也沒有設計湯品，所以鉀離子其實很難超標，這樣的烹調方式執行上也比較簡單。

未精緻的全穀雜糧類，除甘藷外，自己偶爾會搭配的是栗子，栗子一份的重量是 40 公克（大約 3 顆栗子），蛋白質含量 1.47 公克，蛋白質含量低於一般全穀雜糧類。栗子的特色是熱量密度很高，只要吃 40 公克栗子就會有 70 大卡，對於吃不下的腎友，也許是個選擇。腎友的全穀雜糧類若有 1/3 要來自未精緻的，除地瓜外，自己也會把栗子算入其中的選擇。

另外也常有人詢問蓮藕及馬鈴薯是否適合腎友，我們可以一起從營養素來分析看看。一份全穀雜糧類的蓮藕是 110 公克，含有 2.23 公克蛋白質；馬鈴薯是 90 公克，含有 2.32 公克蛋白質，鉀的含量兩者都是 350 毫克左右，比較起來，甘藷跟栗子就是比較適合腎友的選擇。

未精緻的全穀雜糧類，有一個項目是豌豆仁，看起來像蔬菜，但其實是全穀雜糧類，需要特別注意的是蛋白質很高，所以腎友不要誤會是蔬菜而吃太多了。

一份全穀雜糧類

項目	分量（g）	蛋白質含量（g）	鈉（mg）	磷（mg）	鉀（mg）
黃肉甘藷	55	0.7	28	23	152
栗子仁（生）	40	1.47	0.93	36	185
南瓜	85	1.57	1.15	39	362
山藥	85	2.4	3.3	106	453
甜玉米	85	2.76	1.6	71	228
馬鈴薯	90	2.32	2.8	34	347
蓮藕	110	2.23	17.2	70	360
豌豆仁	65	5.98	2.1	96	242

資料來源：營養量計算檔有採購單（使用 2020 版 update1 資料庫）

蔬菜類的份數概念

　　蔬菜的份數計算相當簡單，**一份蔬菜就是生重 100 公克**，而蔬菜類是六大類食物裡除了豆魚蛋肉類、全穀雜糧類含有蛋白質的。**一份蔬菜 100 公克大約含 1 公克的蛋白質**，一天建議攝取 3 份蔬菜。根據一般的飲食習慣，大多是午餐及晚餐才會吃到蔬菜，所以本食譜就是用一餐 1.5 份蔬菜來做規劃。

　　蔬菜可以分成深綠色蔬菜、淺綠色蔬菜及非綠色蔬菜，深綠色蔬菜裡面有些蔬菜所含的蛋白質比較高，例如青花菜、地瓜葉、龍鬚菜，一份就含 3 公克多的蛋白質；淺綠色蔬菜大多一份蔬菜的蛋白質含量在 1 公克左右，有的像蒲瓜一份只有 0.38 公克的蛋白質、小黃瓜一份含 0.94 公克蛋白質；非綠色蔬菜裡面，菇類比較特別，大多含的蛋白質都比較高，口感越像肉的，蛋白質含量就越高，只有舞菇、鮑魚菇一份含的蛋白質克數比較少，大約是 1 公克多，其他菇類都是 2.3 公克以上。非綠色蔬菜有滿多蛋白質低的蔬菜，例如紅椒、黃椒、黑木耳，都很適合用來搭配腎友的餐點。

　　因為蔬菜的種類太多，如果要一一去查所含的蛋白質含量，會讓腎友的飲食更加困難，所以我們通常會建議一餐當中如果吃 1.5 份的蔬菜，就可以各分 0.5 份在深綠色蔬菜、淺綠色蔬菜和非綠色蔬菜上，讓蛋白質的攝取量互相平均，也不用擔心會超過太多，且蔬菜吃的顏色越多，不僅可以吸收到各種植化素，也能使餐點看起來更加美味。

電解質：鈉、磷、鉀

腎臟有一個很重要的功能就是平衡身體的電解質，所以當腎臟功能異常時，排除電解質的能力下降，就會出現高血磷、高血鉀的狀況。接下來會一一介紹慢性腎臟病病友需要特別注意的三個電解質。

鈉

說到電解質，我們一般會對鈉離子比較熟悉，常聽到不要吃太鹹，這個鹹味就是來自於鈉離子。鹽主要的成分是氯化鈉，包含了氯及鈉離子。鈉離子對人體有重要的調節及調控作用，能協助維持我們體液的滲透壓、促進神經傳導及維持心臟和肌肉的正常運作。雖然鈉離子有很重要的功能，但當我們攝取過多的鹽分，反而容易造成高血壓及增加腎臟的負擔，腎臟就需要做更多工將鈉離子排出體外。

根據 2020 美國國家腎臟基金會 KDOQI 慢性腎臟病照護指引，建議**慢性腎臟病 3 ～ 5 期的成人，每日鈉攝取量限制在 2.3 公克以下**，以降低血壓並改善體液容量控制。2015 台灣慢性腎臟病臨床診療指引引用對高血壓病人的研究，每日鈉離子攝取小於 2000 毫克（5 公克鹽），有助於血壓的控制及降低蛋白尿。本書中我們以每天鈉離子攝取小於 2000 毫克來做規劃，一天從天然食物的鈉含量大約是 200 毫克，所以計算後，每天可以從調味料來的鈉就大約是 1800 毫克。根據飲食習慣，每天三餐的鈉攝取比例大約是 1:2:2，也就是中餐或晚餐來自調味料的鈉攝取量約為 700 毫克左右。**本食譜一餐約使用 500 ～ 700 毫克的鈉**，並運用多種食材、天然辛香料，以及選擇適合的調味料來增加食物的美味，讓鈉攝取量得以更好地控制。

磷

當腎臟功能異常時，排除磷離子的功能會受到限制，容易造成磷離子在體內積聚，進而影響鈣磷平衡。高血磷會導致副甲狀腺亢進、骨頭及血管病變、組織鈣化，以及皮膚瘙癢等併發症，並且會增加心血管疾病的風險，所以建議腎友要盡量搭配飲食控制，讓血磷值在正常範圍內。以下是幾個控制磷攝取量的重點：

1 豆魚蛋肉類可以多選擇植物性蛋白質

因植物性蛋白質（豆類食物）磷的吸收率約 10 ～ 30%，相較於動物性蛋白質磷的吸收率 40 ～ 60% 是更低的。

2 盡量不要吃加工食品

加工食品經常會使用磷的化學添加物，因為是無機磷的形式，人體吸收率近乎 100%。

3 避免高磷食物

例如五穀米、糙米、雞蛋豆腐、乳品類等，其中的乳品類更需要特別注意，因其本身含磷量高，且乳品類裡面的磷會跟酪蛋白結合，很難再與磷結合劑結合，所以建議腎友要避免攝取乳品類及相關乳製品。

4 當血磷值偏高時，需要配合醫師所開立的磷結合劑來進行控制

磷結合劑可以在腸道內與食物中的磷結合，藉此降低磷的吸收。因為食物在腸胃道內的吸收是持續性的，因此建議在服用磷結合劑的時候，將其分散於一餐中伴隨著餐點一起使用，可以使用切藥器將磷結合劑切成小塊，或者將其磨成粉末撒在餐點中，並攪拌均勻後一同吃下去。

通常含豐富蛋白質的食物，也含有許多磷。因此，對於慢性腎臟病病友來說，在控制蛋白質攝取量的同時，也會降低磷的攝取。所以只要留意上述控制磷的幾個關鍵點，就能將磷攝取量控制在正常範圍內。

鉀

血鉀過高通常發生於腎功能惡化到後期，尿液排出量減少或使用某些藥物時才比較會發生。血鉀過高或過低會造成心律不整、四肢無力，嚴重的話會有猝死的風險，所以在平常回診檢查時，就需要注意檢查的數字，若有血鉀異常，就必須調整飲食中鉀離子的攝取量。

根據美國國家腎臟基金會 KDOQI 慢性腎臟病照護指引建議，慢性腎臟病第 1、2 期合併有高血壓的病人，每日鉀離子攝取量在 4 公克以上；慢性腎臟病第 3、4 期合併有高血壓的病人，每日鉀離子攝取量在 2～4 公克；透析病人一般限制每日鉀離子攝取量 2～3 公克。根據國民營養健康狀況變遷調查結果，國人平均鉀離子攝取量在 2 公克多，可以發現比慢性腎臟病的建議攝取量還低，所以對於鉀離子的控制，可以根據抽血的數據來做飲食的調整，**若沒有血鉀過高，只要記得盡量不要喝湯、淋肉汁、菜汁（同時也可以減少鈉離子的攝取）、吃生菜及補品，就不用擔心攝取到過多的鉀離子**。蔬菜經過一般烹調後，只要濾掉湯汁就可以正常攝取。

低蛋白熱量補充品：低氮澱粉

　　低蛋白熱量補充品在腎友飲食中的重要性不言而喻。由於腎友需要限制蛋白質攝取，但是在限制蛋白質攝取的同時，也會減少攝取進來的熱量。而當腎友攝取的熱量不足時，身體會開始消耗自身的蛋白質，這會產生更多的含氮廢物，對腎臟造成更大的負擔，進而加快腎功能惡化的速度，所以攝取足夠的熱量對於維持身體機能和健康十分重要。因此，低蛋白熱量補充品成為了腎友飲食中攝取足夠熱量的重要來源，這些食物幾乎不含蛋白質，但卻能提供足夠的熱量。

　　哪些食物含有蛋白質呢？除了很容易聯想到的豆魚蛋肉類外，全穀雜糧類（飯、麵）及蔬菜類也都含有蛋白質，所以這兩類的食物也不是可以無限制攝取，因為增加攝取量，蛋白質的攝取量也會增加，而且全穀雜糧類和蔬菜類內含的蛋白質，是低生物價蛋白質（品質不好的蛋白質），如果攝取過多也會增加含氮廢物的產生，所以需要特別注意。

　　幸好全穀雜糧類裡面有一些幾乎不含蛋白質的食物，我們稱做低氮澱粉，可以像飯、麵一樣提供熱量。那什麼是低氮澱粉呢？常見的有冬粉、水粉、炊粉、河粉、葛粉條⋯，這些煮起來會變成透明狀的食物，通常都是屬於低氮澱粉。

　　大多數人的使用方式會把低氮澱粉取代成一餐，但完全用低氮澱粉取代成一餐，會很容易添加比較多的調味料，因為低氮澱粉比較不像白飯可以習慣吃沒有調味的，通常吃冬粉、水粉、炊粉這類食物都需要調理過才會比較好吃。此外，若一餐完全以低氮澱粉為主，容易讓人產生飢

餓感。因此，最好的做法是將低氮澱粉製作成一道菜，並放在餐中作為增加熱量的一部分。

調理低氮澱粉首先需要先煮熟，在低氮澱粉的包裝上通常都會有烹煮的時間建議。接著將配料炒熟後，再加入低氮澱粉及調味料進行拌炒。如果是要料理冬粉，有些人會先將冬粉用水泡軟，再加入配料和高湯一起煮熟。需要注意的是，因為冬粉很容易吸取湯汁中的鉀、磷離子，所以不太建議使用搭配高湯的料理方式。

炊粉 & 水粉

炊粉和水粉都是使用相同的原料，只是製作的方式不同，所以有不同的名稱。除此之外，兩者的風味也有所差異。炊粉是我非常喜愛的一種低氮澱粉，烹煮的時間很短，且易於調味，不太油膩，吃起來有種清爽感。

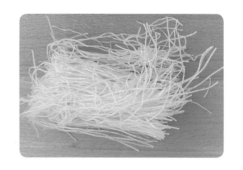

水粉也是類似，比炊粉粗一點，帶有一點滑溜感，是很容易上手的低氮澱粉。水粉有細、中、粗三種粗度，我比較喜歡用細的水粉，粗的水粉需要較長的時間才會煮熟，並且在調味料有限制的情況下較難調味。不同粗度的口感也會不同，大家都可以試試看，挑選出自己最愛的口感及風味。

河粉

河粉需要烹煮的時間比較長，有些人建議先將河粉泡在水中約 10 分鐘，然後再用沸水煮 10 分鐘。河粉的外觀長得很像麵條，有的人很喜歡吃麵，可以嘗試用河粉來取代麵條。但需要注意的是，河粉必須煮熟，否則就容易變硬。

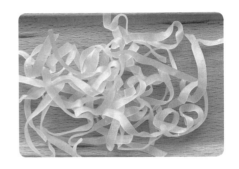

冬粉 & 粉絲

冬粉過去通常是用來煮湯，但由於容易吸取湯汁，所以不太建議湯料理。此外，使用冬粉時不宜添加太多油脂，因為容易帶有油膩口感。冬粉的優點在於質地較軟且沒有 Q 彈感，對於牙齒較差的人來說較好進食。

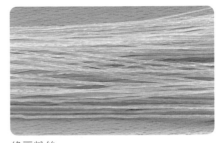

綠豆粉絲

除了冬粉，還有兩種粉絲食材，一種是綠豆粉絲，其形狀類似麵條，相較於冬粉來說，不容易吸油且容易調味，口感較軟帶有一點 Q 感，又不會太過有彈性，很好吃；另一種是

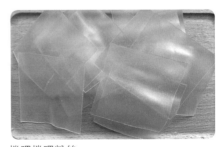

捲吧捲吧粉絲

捲吧捲吧粉絲，在還沒煮之前是透明的一片一片，煮熟後會捲曲起來，非常可愛，有點像義大利麵，大家可以多嘗試不同的低氮澱粉，來增加飲食的多樣性！

韓國冬粉

　韓國冬粉比較 Q，推薦給喜歡有嚼勁的人，因為烹煮需要比較長的時間，在料理上要多一點耐心。韓國冬粉需添加比較多的調味料才容易有味道，在設計食譜時，我曾嘗試過很多種調味料的搭配，最終發現韓式辣醬是較易入味，不過韓式辣醬的鹽分較高，需要確認好使用量及沒有磷添加劑。

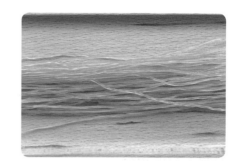

粄條

　粄條可以使用麵粉或在來米（秈米）製作，在買低氮澱粉時一定要確認營養標示，才能確定買到的是不是低氮澱粉。通常超市買到的粄條，是使用麵粉做的，用麵粉做的粄條吃起來會有一定厚度和口感。我們要買的是**在來米（秈米）做的粄條**，吃起

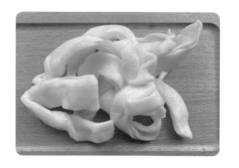

來口感會比較軟，能滿足部分很愛麵食的腎友。粄條的蛋白質比起其他透明的低氮澱粉高一些，腎友可以從營養標示上面去換算一份粄條的蛋白質含量，在來米（秈米）做的粄條，換算起來一份粄條含 0.45 公克蛋白質。

烹調粉類

除了以上這些麵類的低氮澱粉，烹調上面常常使用到的低氮澱粉就是粉類，像太白粉、地瓜粉等。太白粉一般的使用方式是用來勾芡，對於腎友的飲食，建議使用在肉品上的裹粉，肉品在裹粉後，肉質會變得軟

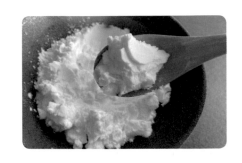

嫩，還可以鎖住水分，讓烹調完的肉類體積還能維持差不多，這對腎友來說很重要！因為我們限制了蛋白質，可以吃肉的分量有限，如果因為烹調而肉的體積縮小，口腹之慾較難滿足！

大部分的肉類都很容易裹上粉，如果遇到比較不好上粉的狀況，可以加一點米酒，增加濕潤度再裹上粉。除了這些好處外，裹粉也會增加熱量，對一般人來說，裹粉會增加油脂及粉本身熱量的攝取，但這對腎友來說是可以達到足夠熱量攝取，是很棒的烹調方式，大家可以嘗試看看。

地瓜粉會使用在半煎炸的料理上，像是香酥鯛魚片，只要先用一點鹽、米酒調味，裹上地瓜粉，待反潮後就可以下鍋。地瓜粉因為比較不容易上粉，所以有時候會使用蛋汁來增加濕潤度，但是對於腎友不建議這樣使用，主要是因為這也會增加蛋白質的攝取，進而減少可以使用的豆魚蛋肉類。

低氮澱粉的營養標示

　　低氮澱粉在使用上很常需要營養標示來做計算，低氮澱粉因為不含蛋白質，所以和全穀雜糧類計算一份的方式有點不同，需先除 0.85，才能算出一份的量。**一般全穀雜糧類是用碳水化合物 15 公克當作一份，低氮澱粉就要用碳水化合物 17.6 公克左右算成一份。**

　　接著以下表「粄條」營養標示來示範低氮澱粉的份數計算。

計算粄條一份全穀雜糧類等於多少公克
= 每一分量粄條的克數÷每份粄條所含的碳水化合物克數× 17.6
=200 ÷ 73.2 × 17.6 ≒ 50
經過公式計算後可得知，每 50 公克的粄條等於 1 份全穀雜糧類。

【粄條】營養標示				
每一分量 200g，本包裝盒 1 份				
	每份		每 100g	
熱量	327.0	kcal	163.5	kcal
蛋白質	1.8	g	0.9	g
脂肪	3.0	g	1.5	g
飽和脂肪	0.5	g	0.27	g
反式脂肪	0.0	g	0.0	g
碳水化合物	73.2	g	36.6	g
糖	0.0	g	0.0	g
鈉	1.5 份	mg	25.3	mg

如何看懂營養標示

看懂成分表及營養標示，對於腎友來說很重要，因為這是選擇食物的一大依據。

有沒有磷添加劑？

首先先看成分的部分，成分主要是看添加劑，建議腎友如果產品上標示出的添加劑是含有「磷」這個字眼，就盡量不要使用，「磷」是經由腎臟排出，攝取過量會造成腎臟負擔，尤其是加工食品使用的磷是屬於無機磷，無機磷吸收率可達 100%，所以建議看到有磷添加物就盡量不要用。

算出食物份數

營養標示上還有另外一件很重要的事，就是學習如何將營養標示上面的數字換算回六大類的份數，這部分的計算比較需要長時間的練習來熟悉。要計算食物份數前，首先要知道食物是屬於六大類的哪一類，腎友不太會選擇奶類，本書就不多做介紹。水果類比較簡單，可以用整包水果的熱量是多少，直接除以 60 大卡，就能得到吃完一整包是幾份的水果。

算出食用分量

在食品包裝背後的營養標示最上面會有每一份的分量，以及這個包裝共含有幾份，接著會看到每份的那欄八大營養素資料，這邊可以知道攝

取一份可以得到多少的熱量、蛋白質、脂肪、飽和脂肪、反式脂肪、碳水化合物、糖、鈉的量，如果會把整包吃完的話，要記得把每份的資料乘上這個包裝含幾份，才知道自己真正吃了多少。

每一份的分量

總共有多少份

【油豆腐】營養標示				
每一分量 97.5g，	本包裝盒 2 份			
	每份		每 100g	
熱量	164	kcal	168	kcal
蛋白質	13.5	g	13.8	g
脂肪	11.0	g	11.3	g
飽和脂肪	2.1	g	2.1	g
反式脂肪	0.0	g	0.0	g
碳水化合物	2.8	g	2.8	g
糖	0.5	g	0.5	g
鈉	16	mg	16	mg

各營養成分一份的分量

便利商店的熟食選擇

便利商店的熟食類，我們大致可以分成兩大類，第一類是單純全穀雜糧類或豆魚蛋肉類，第二類是同時含有全穀雜糧類及豆魚蛋肉類。在開始計算之前，需要先記得：

- **1 份的全穀雜糧類含有 15 公克的碳水化合物，以及 2 公克的蛋白質（米食是 1.5 公克的蛋白質）**

- **1 份的豆魚蛋肉類含有 7 公克的蛋白質。**

第一類　單純全穀雜糧類或豆魚蛋肉類

・單純全穀雜糧類的食物

用碳水化合物的公克數 ÷15（一份全穀雜糧類的碳水克數），就會得到全穀雜糧類的份數。

・單純豆魚蛋肉類的食物

用蛋白質的公克數 ÷7（一份豆魚蛋肉類的蛋白質克數），就會得到豆魚蛋肉類的份數。

第二類　有全穀雜糧類，也有豆魚蛋肉類

以 P50 的【鮪魚飯糰加蛋】營養標示來舉例：

【鮪魚飯糰加蛋】全穀雜糧類的份數

每份鮪魚飯糰加蛋的碳水化合物克數÷ 15

=42.6 ÷ 15 ≒ 3

經過公式計算後可得知，每份鮪魚飯糰加蛋含有 3 份全穀雜糧類

【鮪魚飯糰加蛋】豆魚蛋肉類的份數

[每份鮪魚飯糰加蛋的蛋白質克數－(每份鮪魚飯糰加蛋含有的全穀雜糧類份數× 1.5)] ÷ 7

=[8-(3 × 1.5)] ÷ 7

=(8-4.5) ÷ 7

=0.5

經過公式計算後可得知，每份鮪魚飯糰加蛋含有 0.5 份豆魚蛋肉類。

【鮪魚飯糰加蛋】營養標示				
每一分量 97.5g，本包裝盒 2 份				
	每份		每 100g	
熱量	274	kcal	172	kcal
蛋白質	8.0	g	5.0	g
脂肪	8.0	g	5.0	g
飽和脂肪	1.3	g	0.8	g
反式脂肪	0.0	g	0.0	g
碳水化合物	42.6	g	26.8	g
糖	1.6	g	1.0	g
鈉	120	mg	264	mg

【鮪魚飯糰加蛋】油脂類份數

就會用估算的方式，計算前先記住**一份油脂含 5 公克脂肪**，計算油脂類可以分成三個步驟來進行。

步驟 1

計算出豆魚蛋肉類中的脂肪量

0.5 份豆魚蛋肉類 ×5 公克（以中脂豆魚蛋肉類的油脂類計算）=2.5 公克

步驟 2

將每份食物含有的脂肪量扣掉豆魚蛋肉類中的脂肪量

8-2.5=5.5

步驟 3

將每份食物含有的脂肪量除以一份油脂（5 公克）的脂肪量

5.5 ÷ 5 ≒ 1

透過這三個步驟就可以計算出這一份餐點含有 1 份油脂類。

所以一個鮪魚飯糰加蛋，可以得到 3 份的全穀雜糧類、0.5 份的豆魚蛋肉類及 1 份的油脂。

【便當類的蔬菜】

另外便當類還會遇到蔬菜的部分，蔬菜就需要自己用看的來估算分量，蔬菜類會先做計算，先估算大概是有幾份的蔬菜，**一份蔬菜含 5 公克碳水化合物**，將碳水化合物扣掉蔬菜的克數後，再繼續做其他類別的分量計算。

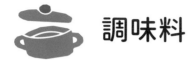

調味料

　　調味料是料理的靈魂，當許多人得知自己患有腎臟疾病時，可能會聯想到是不是因為吃了太多鹽分才導致腎臟疾病的發生，於是就開始想要避免使用任何的調味料。但事實上，鈉離子是人體必需的電解質之一，是維持正常生理功能所必需的重要元素。此外，如果食物沒有調味，可能會影響食慾，食慾不好也代表吃進來的熱量跟著減少。對於腎友來說，當體內毒素比較高時，會導致食慾不振，如果再加上沒有味道的食物，可能更無法攝取足夠的熱量，進而加速腎功能的惡化。因此，適度的調味是必須的。

　　根據 2015 台灣慢性腎臟病臨床診療指引，每天鈉攝取量小於 2000 毫克有助於血壓控制及尿蛋白下降。一天從食物本身所吃到的鈉大約為 200 毫克，因此一天調味料能使用的量就會是 1800 毫克左右。依據一般飲食的習慣，三餐鈉的分配比例大約是 1:2:2，這意味著中餐或晚餐中，調味料所提供的鈉含量約為 700 毫克。

　　本書食譜中調味料的使用量較低，大概是一道主菜（豆魚蛋肉類料理）使用 200 ～ 240 毫克、一道蔬菜料理使用 80 ～ 120 毫克、一道低氮料理 120 ～ 140 毫克左右，加總起來一餐大約有 500 毫克左右的鈉是來自調味料。主菜如果選擇海鮮的話，像蝦仁、鱈魚、透抽、蚵仔，這些本身鹽分比較高的食材，就會去調整調味料的使用量，不然基本上就會用這樣的方式概抓。

　　0.1 公克的鹽，大概含 40 毫克的鈉，本食譜書所使用的醬油和素蠔油大約也是 1 毫升含 40 ～ 45 毫克的鈉，換算上就會滿方便的，可以用這樣的比例下去換算不同調味料的使用量。

　　選擇調味料時需考量三件事。

1 要看調味料的內容物，主要檢查有沒有磷添加劑，如果有磷添加劑就不要用。

2 確認調味料的營養標示裡的鈉離子，需計算 1 毫升含多少的鈉離子。

3 要注意蛋白質的含量，會從各種品牌中選擇蛋白質含量比較低的調味料。

　　在料理時可以找一些幾乎沒有鈉含量，但有風味的調味料，例如巴薩米克醋、白胡椒、黑胡椒、白醋、味醂、糖。另外有風味的油脂，像蒜香油、辣油、花椒油，也是自己很喜歡用來變化料理口味的選擇。接下來介紹適合腎友飲食常使用到的調味料：

鹽

在購買鹽的時候需要特別注意，有些鹽的名稱可能並不會直接標示為低鈉鹽，例如「健康美味鹽」等，所以要辨別是否為適合使用的鹽，要看標籤上有以下註明就不能使用：「本產品為食鹽代替品，使用方法及用量與一般食鹽相同，並可增加鉀的攝取（須限制鉀攝取者，請謹慎使用，腎病患者須經醫師或營養師指導使用）」。這些鹽是使用鉀鹽來取代鈉鹽，因此鉀的含量會高出許多，這對腎友來說不適合。可以使用台鹽的高級碘鹽，這款成分沒有磷添加劑，從營養標示也能換算出 0.1 公克的鹽含有 39 毫克的鈉，也沒有含蛋白質。

不含磷添加劑

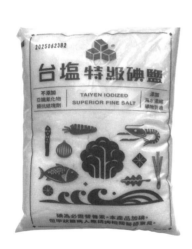

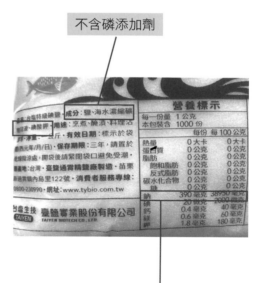

0.1 公克的鹽含有 39 毫克的鈉

味酥、糖

料理時如果需要甜味，可以使用味酥和糖。

【味酥】

味酥的選擇也是以無磷添加劑為優先選擇。營養成分的部分，味酥的鈉含量很低，幾乎不含蛋白質。

【糖】

很單純，沒有太多鈉離子和磷添加劑的問題，一般就用台糖貳號砂糖。

1 毫升的味酥含有 1.3 毫克的鈉

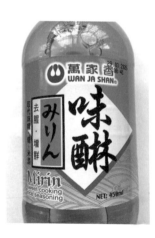
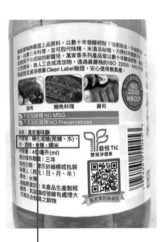
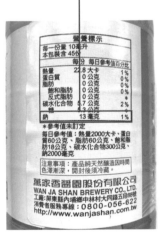

不含磷添加劑

醬油

　　在選購醬油時，要先注意內容物的磷添加劑，很多醬油都含有磷添加劑，所以從內容物的標示就可以刪掉不少選項。接著需要查看營養標示裡的鈉和蛋白質，習慣使用的醬油大約是 1 毫升含 42 毫克左右的鈉，蛋白質含量也不高。書中食譜使用的醬油是川藏黑豆醬油及丸莊昆布香菇醬油。

　　以往我們常說腎友不宜食用薄鹽醬油，因為就像低鈉鹽一樣，有的薄鹽醬油使用鉀鹽代替鈉鹽，所以不適合腎友。但現在滿多廠商都有注意到腎友不能使用鉀鹽取代鈉鹽的調味料，所以現在看到薄鹽醬油也不用直接略過，可以仔細看內容物標示及營養標示，如果不是使用鉀鹽代替鈉鹽的薄鹽醬油也能使用，例如屏大薄鹽醬油、豆油伯薄鹽醬油。

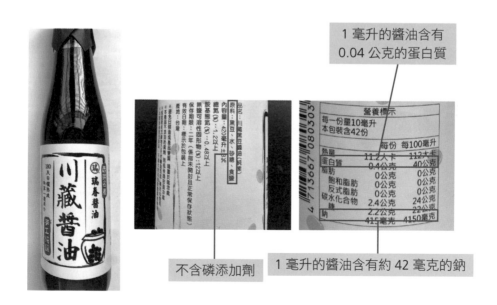

1 毫升的醬油含有 0.04 公克的蛋白質

不含磷添加劑

1 毫升的醬油含有約 42 毫克的鈉

素蠔油

市面上滿多的蠔油都含有磷添加劑，所以本書選擇了李錦記素蠔油，沒有磷添加劑，味道也滿好的。

1 公克的醬油含有 0.02 公克的蛋白質

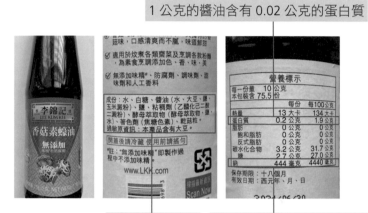

不含磷添加劑　　1 公克的醬油含有約 44 毫克的鈉

蒜香油、麻油

蒜香油和麻油都是帶有獨特風味的油，能夠豐富料理的味道。天然的辛香料中蒜頭其實含有蛋白質，對於非常在意蛋白質攝取量的腎友，如果喜歡蒜香味，可以考慮使用蒜香油代替蒜頭。麻油和蒜香油在內容物的部分，都是滿單純的，不太會有磷添加劑，營養成分幾乎不含鈉離子及蛋白質，很適合增添料理風味使用。

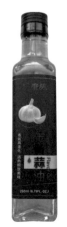

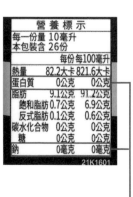

· 不含磷添加劑
· 不含鈉離子及蛋白質

醋

【白醋】

白醋的內容物相對單純，比較沒有磷添加劑的問題，白醋大多也不含鈉離子及蛋白質，很適合調味使用。

【烏醋】

烏醋的鈉含量就比較高，料理中如果想使用烏醋，用巴薩米克醋來取代。

【巴薩米克醋】

巴薩米克醋成分很單純，通常沒有磷添加劑的問題，也幾乎不含鈉離子及蛋白質，很適合調味使用。

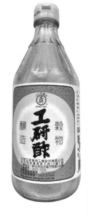

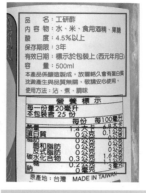

· 不含磷添加劑
· 不含鈉離子及蛋白質

胡椒

胡椒的內容物通常很單純，但是在看營養標示時，也是有需要特別注意的部分，因為有些胡椒是有添加鹽分，所以鈉含量的部分就會相當高。沒有添加鹽的胡椒，營養成分幾乎不含鈉離子及蛋白質，在挑選時要多多注意。

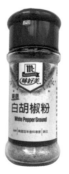

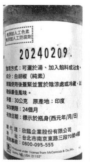

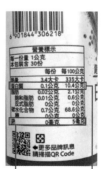

沒有鹽成分，
不含鈉離子

蛋白質含量
極低

番茄醬

　　番茄醬是許多人喜愛的調味料，其內容物通常不含磷添加劑，每 1 公克番茄醬約含 12 毫克的鈉離子。然而需要注意的是，使用番茄醬調味時，若想要達到濃郁的風味，需要添加一定的分量，就很容易會有鈉攝取過多的問題。

　　因應番茄醬的鈉含量，目前可果美有出一款低鈉低卡的番茄醬，鈉含量是原本的一半，而且不是使用鉀鹽取代鈉鹽，所以鉀離子的含量跟一般番茄醬是差不多的，使用上不用過度擔心。

不含磷添加劑

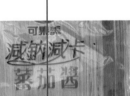

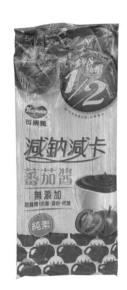

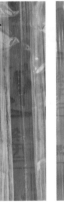

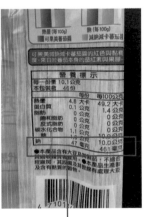

1 公克的番茄醬含有 4.7 毫克的鈉

李派林烏斯特醬

　　李派林烏斯特醬汁是來自英國的調味料，味道有點類似烏醋。它是由鰻魚、洋蔥、大蒜、羅望子、丁香和辣椒製成，內容物沒有磷添加劑。營養成分幾乎不含蛋白質，鈉含量也不高，每 1 毫升含有 13 毫克的鈉。使用李派林烏斯特醬汁可以添加餐點的風味，並且能變化味道，大家可以多加嘗試。

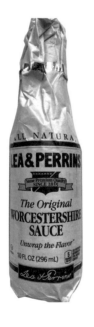

不含磷添加劑

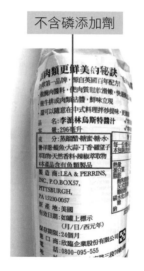

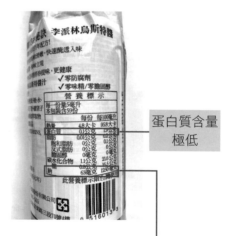

蛋白質含量極低

1 毫升的李派林烏斯特醬含有約 13 毫克的鈉

辣油

辣油是自己相當喜歡的一個調味料，一方面是因為辣油屬於油脂類，是腎友攝取足夠熱量的一個來源，另一方面又有各種風味，用來料理非常方便。辣油的內容物通常沒有含磷添加劑，營養成分幾乎不含鈉離子及蛋白質。有的辣油會加一點鹽分，在營養標示就會看到含鈉的量，使用時須記得加入調味料鈉的計算。辣油種類很多，有的是麻而不辣，有的是真的會辣，可以依照自己的喜好挑選。

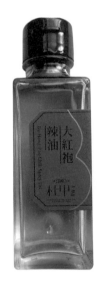

不含磷添加劑

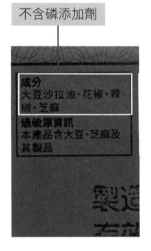

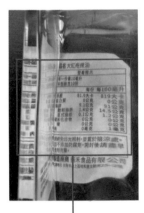

不含鈉離子及蛋白質

沙茶醬

　　沙茶醬聽起來鹽分很高，但從牛頭牌沙茶醬的營養標示來看，每1公克的沙茶醬只有含4毫克鈉離子，有少量蛋白質，內容物無磷添加劑。自己對沙茶醬的用法會比較像在使用油脂，因為沙茶醬中的油脂佔很高的比例，所以也滿類似風味油的使用方式。只是沙茶醬還是有含蛋白質，跟使用所有調味料一樣，都需要適量。

不含磷添加劑　　　　　　少量蛋白質

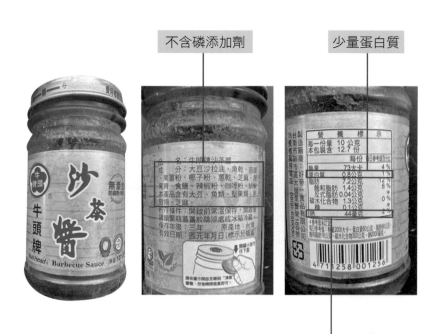

1 公克的沙茶醬含有 4 毫克的鈉

辣豆瓣醬

　　辣豆瓣醬也是一款光聽名字就覺得不能使用的調味料，不過我們還是可以依循選擇調味料的方式，找出能使用的品項。辣豆瓣醬在挑選上有些是內容物含磷添加劑，或者是鹽分及蛋白質含量高，這些都可以利用挑選的準則來排除。書中使用的這款辣豆瓣醬不含磷添加劑，每 1 公克含約 38 毫克的鈉，有含蛋白質，但含量可以接受，因此只要計算好使用量，也是一個可以用來增添餐點風味的調味料。

不含磷添加劑　　　　　蛋白質含量在可接受範圍

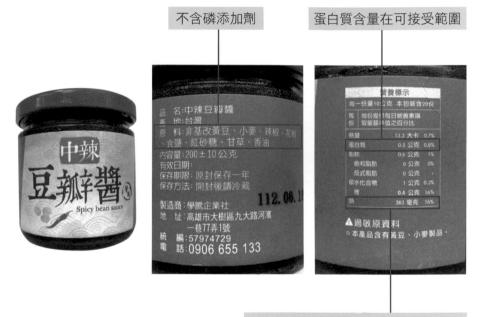

1 公克的辣豆瓣醬含有約 38 毫克的鈉

泰國酸辣湯醬

　　泰國酸辣湯醬內容物不含磷添加劑，每 1 公克含 20 毫克鈉離子，有一點點蛋白質。腎友常要吃的低氮澱粉，例如河粉、粉絲，都滿適合用泰式的風味來料理。只是外面販售的泰式料理大多是湯的，可能會攝取到過多的鉀、磷離子。為了改善這個問題，本書就稍微調整了泰式的料理方式，運用一點泰國酸辣湯醬來製作不是湯的泰式低氮料理（見 P220 泰式酸辣粉絲、P222 泰式炒粄條），很好吃且開胃！

不含磷添加劑　　　　　蛋白質含量低

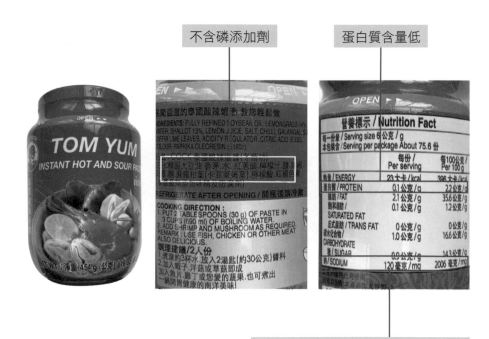

1 公克的酸辣湯醬含有 20 毫克的鈉

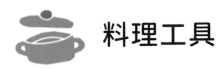 # 料理工具

標準量匙

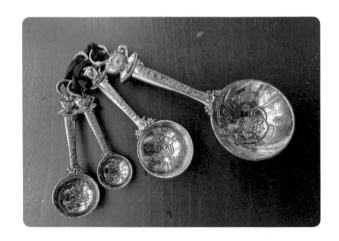

　　標準量匙大多分成 1 湯匙（T）、1 茶匙（t）、1/2 茶匙、1/4 茶匙，一份油是 1 茶匙，使用標準量匙來估算油脂的量相當方便。

- · 1 湯匙 =1 大匙 = 15 c.c.
- · 1 茶匙 =1 小匙 = 5 c.c.
- · 1/2 茶匙 = 2.5 c.c.
- · 1/4 茶匙 = 1.25 c.c.

Tips　實際在烹飪的時候，建議要按照食譜書內所標示的單位來量測調味料的使用，如果使用的是公克，就要用電子秤計算；如果使用的是毫升，就要用標準量匙計算。

電子秤

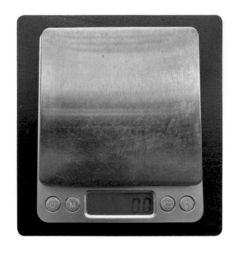

　　對於腎友來說，電子秤是認識分量的重要工具，可以用來量測食材的「生重」和「熟重」。當在烹飪單人分量時，使用生重可以非常準確地計算分量。只是一般家庭中，多數情況下是與家人的餐點一起烹調，此時秤熟重可能是更可行的方法。食材的膨縮率會因為烹煮的時間及方式而有所不同，若使用與書中相同的烹煮方式，可以當成用來秤熟重的一個參考（書中的膨縮率為一次煮 5 份豆魚蛋肉類的參考數值）。

外食的時候

　　腎友們在外食的時候，常常很困擾不知道該怎麼吃！其實只要掌握基本的原則，也不用過度緊張，首先要先來了解最重要的一件事，就是要對自己一餐的分量有概念，這樣之後外出用餐時，就能夠更精準的控制要吃的食物。

　　我們可以使用六大類食物來搭配組合，讓大家更容易地選擇適合自己的餐點。

全穀雜糧類

1 腎友的全穀雜糧類首選──白飯
腎友的全穀雜糧類首選一定是白飯，一碗白飯是 4 份的全穀雜糧類。

2 可以搭配低蛋白熱量補充品的低氮澱粉
例如：米粉、河粉（低氮澱粉煮起來半碗是 1 份），不過外食的低氮澱粉料理大多是湯品，要記得盡量不要喝湯，免得攝取到太多的鈉、鉀、磷離子，低氮澱粉最好就像自助餐的炒冬粉，可以當成搭配在餐中的一道菜。

3 外食的麵食選擇
如果外食時只有麵食可以選擇，也不要太過擔心，就記得另外一餐要吃白飯或是選擇低氮澱粉，來平衡一整天低生物價蛋白質的量。

豆魚蛋肉類

1 豆魚蛋肉類的魚類和肉類可以用三根手指頭（三兩手），或兩根手指頭（四兩手）來估算一份豆魚蛋肉類的分量。

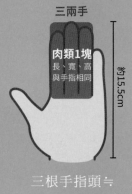

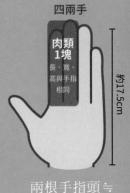

三根手指頭≒
1 份肉類≒ 1 兩

兩根手指頭≒
1 份肉類≒ 1 兩

2 豆類和蛋類就需要知道大概使用多少的量，例如半盒嫩豆腐、1 又 1/4 的方型豆干、1 顆蛋就是等於 1 份豆魚蛋肉類。

3 參考書中豆魚蛋肉類分量的照片，慢慢去熟悉各種豆魚蛋肉類一份的量所占體積是多大。

蔬菜類

　　蔬菜可以用煮熟後 1/2 ～ 2/3 碗當作一份，煮起來軟軟的菜（收縮率高），半碗是一份，煮起來立體的菜（收縮率低）則 2/3 碗是一份。

油脂類

油脂類比較簡單,使用正常烹飪用油就可以,要記得油脂對腎友熱量達標也很重要,若是為了控制鉀離子的攝取,有先將蔬菜燙過,要記得額外再淋上油脂。

外食的時候除了選擇均衡的一餐外,也可以選擇一道式的低氮澱粉料理,例如越南河粉、牛肉炒河粉、客家粄條、炒米粉等。低蛋白的點心可以選擇地瓜球、珍珠、地瓜圓、涼糕、客家九層糕。

在外出用餐時,不必太過擔心哪些食物不能吃,**對於腎友來說,除了楊桃有神經毒一定不能吃以外,所有的食物都可以吃,關鍵在於要控制食用量,所以了解自己每餐攝取的六大類食物的分量非常重要。**如果某一餐攝取過多,可以在下一餐調整攝取量。

此外,外出用餐時攝取的鹽分量也會比較高,可以透過調整下一餐的鹽分攝取量來平衡。有時候,使用過水的方法,來減少食物中的鹽分也是一種方式,但要注意過水不僅會讓鹽分流失,還會流失油脂,這一點也需要注意。

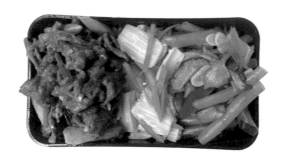

腎友一定要知道的 QA

發現有腎臟病，要如何調整飲食？

　　很常收到腎友的發問，想知道自己有腎臟病後，該如何調整飲食？其實很難用簡單的幾句文字解釋清楚，因為每個人的狀況不同，會建議與營養師討論後，來設定一天食物六大類份數及低蛋白熱量補充品的熱量，知道自己所需的營養需求，再來參考本食譜書，就更能夠了解生活上該如何執行腎臟病飲食了。

熱量要怎麼吃才會足夠？

　　最重要的是知道自己一天除了六大類食物的份數以外，還需要額外補充多少的低蛋白熱量補充品，因為蛋白質受限，會有部分熱量需要從低蛋白熱量補充品來補充，所以請營養師依照目前的疾病狀態及飲食情形，做個人的飲食建議是相當重要的。因此，除六大類食物依照營養師的建議攝取外，學習哪些食物是低蛋白熱量補充品，並且學習簡單計算各大類可提供的熱量很重要，這樣就可以計算出是否有攝取到足夠的熱量。

腎臟病合併糖尿病要怎麼吃？

糖尿病是腎臟病常見的合併症，單純有糖尿病跟合併有腎臟病，飲食上會依照目前糖尿病及腎臟病控制的狀態而有不同建議。

● 糖尿病合併腎臟病初期

會以控制血糖為首要目標，血糖控制得越好，也可以延緩腎功能的惡化。

● 腎臟病已惡化到後期

會以低蛋白、低磷鉀及充足熱量為主，這時候可能就需要將糙米等未精緻全穀雜糧類換成白飯，以控制腎臟功能為優先考量。

而要減緩血糖的波動，除了每日總醣量的控制以外，還有很重要的另外一件事，就是盡量不要單獨吃糖，建議搭配有蔬菜類、油脂類的餐點，都可以降低血糖的波動。

麻油是芝麻做的，我們可以用嗎？磷含量會不會過高？

麻油是白芝麻或黑芝麻做成，像黑麻油的製作過程就是黑芝麻經由高溫拌炒、冷卻碾碎、蒸煮、壓製、分離等步驟才能做出黑麻油，經由食品資料庫的查詢，麻油沒有含磷離子，使用上不用太擔心。

怎麼選擇調味料？ XX 調味料可以吃嗎？

　　學習看標示是讓腎友飲食更具彈性的一個方式，可以藉由看內容物及營養標示，來選擇適合自己的調味料。

● 看內容物

　　首先須看內容物，如果有磷添加物就比較不適合腎友使用，可以直接跳過。

● 看營養標示

　　第一關內容物通過後，接著就會看到營養標示的部分，先算出想使用的調味料 1 毫升含有多少毫克的鈉，我通常以 0.1 公克的鹽含 40 毫克的鈉為比較基準，主菜通常是用 0.4～0.6 公克的鹽、蔬菜料理是用 0.2 公克的鹽、低氮澱粉是用 0.2～0.3 公克的鹽，以這樣的基準點來換算其他的調味料能使用多少的量。

● 看蛋白質的含量

　　須注意蛋白質的含量，想要使用的量含多少的蛋白質，讓整餐從調味料來的蛋白質加起來盡量在 1 公克以下。

青菜一定要先燙過才能吃嗎？

許多患有慢性腎臟病的病友會參考其他病友的飲食方式，其中最常見的方式是燙蔬菜。然而，燙蔬菜的目的在於減少蔬菜裡的鉀離子，通常限制鉀離子的需求是在腎功能惡化到比較晚期，且同時抽血數據顯示鉀離子過高時才需要進行限制，並非所有腎友都需要限制鉀離子攝取。

低氮澱粉要去哪裡買？

很多低氮澱粉其實在大賣場都能買得到，自己平常很喜歡去逛超市，可以找到一些有趣的低氮澱粉，例如捲吧捲吧粉絲。只要學會閱讀產品的標示，就能發現很多適合腎臟病飲食新的產品。

炊粉、水粉是綠豆澱粉做的，我們常聽到綠豆、紅豆等豆類不要吃，因含有比較多的低生物價蛋白質，那綠豆澱粉做的食品我們可以吃嗎？

因為綠豆澱粉的製作過程，包含了浸泡、磨漿、過濾、沉澱、分離等步驟，就製作出幾乎不含蛋白質的成品，所以只要是使用綠豆澱粉製作的食品，都滿適合當作低氮澱粉來做熱量的補充。

我該選擇什麼樣的米呢？

　　一般的白米每 100 公克含 7 公克左右的蛋白質，如果還想要再減少低生物價蛋白質的攝取，台灣也有許多蛋白質含量比較低的米可以做選擇，像是以下：

西螺米：每 100 公克含 6.5 公克蛋白質
台農 82 號米：每 100 公克含 4.9 公克蛋白質
池上鮮米：每 100 公克含 4.9 公克蛋白質
五春米：每 100 公克含 3.9 公克蛋白質

　　大家可以按照自己的喜好，以及經濟狀況來購買，只要減少了低生物價蛋白質攝取，就可以把省下來的蛋白質，拿去給豆魚蛋肉類做使用，如果不會換算的話，可以請營養師協助作分量上的調整喔！

我已經很認真飲食控制了，腎功能會恢復正常嗎？

　　慢性腎臟病是一個很特別的疾病，因為一旦腎臟長時間受損，其功能是不可逆轉的。因此，腎友的疾病控制目標是維持現有的腎功能，並延緩腎功能下降的速度。一般人在 40 歲以後，腎絲球過濾率每年會下降 1。如果有其他合併症，例如糖尿病、高血壓，且疾病控制情況不佳，就會加速腎絲球過濾率下降的速度。因此，對腎友來說，最重要的目標是控制疾病狀況，延緩腎功能下降的速度。

低蛋白飲食後，體重下降怎麼辦？

體重下降，就有可能是熱量攝取不足。如果知道自己的食物六大類份數及低蛋白熱量補充品的建議量，就可以審視平常的飲食狀況，看看是哪一類食物沒有吃足夠，如果無法分辨，建議可以拍三天的飲食紀錄，有回營養師門診時，請營養師協助看看是哪一類的食物，或者是低蛋白熱量補充品攝取不夠。

有時候腎臟病較嚴重時，尿毒累積會引起食慾不振，當食慾不好時怎麼辦？以下提供幾種方式：

• 飲食調味多變化

為了刺激食慾，可以嘗試使用書中介紹的各種不同烹調方式，或加入辛香料，例如辣椒、蔥、薑、蒜等，增加食物的變化。此外，烹調食物時務必不要忘了調味。由於腎臟病患需要限制攝取豆魚蛋肉類的量，而平常的飲食習慣中使用最多調味的就是豆魚蛋肉類，因此減少其分量就代表降低了鹽分攝取量，因此可以適量地進行調味，讓餐點更加美味。

• 可以嘗試食用體積較小但熱量充足（熱量密度高）的食材

例如栗子就是屬於這類型：體積小、熱量充足。低蛋白營養品也是這類的食材，喝 200c.c. 就可以吸收 200 大卡的熱量，並且含有均衡的營養素，很適合食慾不好的腎友使用。

- 調整食材的顏色和擺盤

　　對於食慾不好的人，可以選擇多種顏色搭配的食材，或嘗試改變擺盤方式，以提高食慾。

牙口不好要怎麼辦？

- 選擇較軟的食材

　　對於牙口不好的人，尤其是蔬菜類，很容易嚼不動，此時可以選擇較軟的食材，例如絲瓜、大黃瓜、茄子等容易咀嚼，進食起來更加輕鬆。

- 藉由烹調方式讓食材軟嫩

　　利用烹調方式，例如蒸或煮，能讓食材更加軟嫩，更容易入口。本書中也有提到，使用太白粉醃製肉類，可以使肉質變得軟嫩。

- 使用食物剪

　　在進食時，可以使用食物剪將食材剪成適合牙口不好者進食的大小，就像在幫幼兒剪食材一樣。這樣不僅可以讓食物變得更易於入口，還能保持其原型。

豆類健康餐

醬炒五絲飯

熱量
618.2
大卡

豆魚蛋肉類
1.5 份

整餐蛋白質
16.4g

蒜炒芥藍菜
P.242

醬炒五絲
P.80

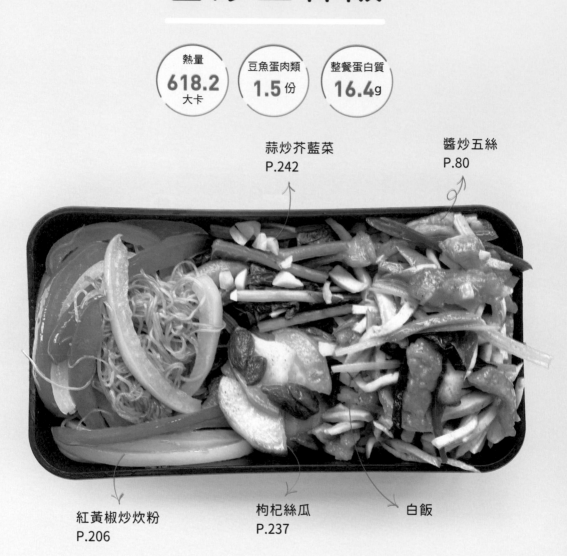

紅黃椒炒炊粉
P.206

枸杞絲瓜
P.237

白飯

豆製品是非常適合腎臟病友使用的食物，因為植物性蛋白質的磷離子吸收率，比起動物性蛋白質的磷離子吸收率低，且以同樣分量來說，豆製品的重量、體積通常比肉類還重、還大，吃起來更有滿足感，因此，將豆製品融入飲食習慣是一個好的選擇。

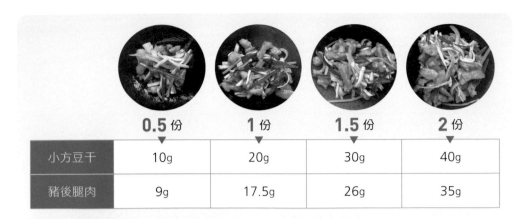

	0.5 份	**1 份**	**1.5 份**	**2 份**
小方豆干	10g	20g	30g	40g
豬後腿肉	9g	17.5g	26g	35g

整餐營養成分

熱量	蛋白質	碳水化合物	脂肪	鈉	鉀	鈣	磷
618.2 大卡	16.4 g	85.4 g	23.7 g	627.3 mg	519.7 mg	310.5 mg	177.5 mg

各類食物份數

全穀雜糧類	豆魚蛋肉類	蔬菜類	油脂類	低蛋白熱量補充品
台農 82 號米	小方豆干 0.75 份 + 豬後腿肉 0.75 份	芥藍菜 0.5 份 / 絲瓜 0.5 份 / 紅椒 + 黃椒 0.5 份	植物油	炊粉 1 份 + 糖 2g+ 太白粉 3g
3 份	1.5 份	1.5 份	4 份	90.7 大卡

主菜營養成分

熱量	蛋白質	碳水化合物	脂肪	鈉	鉀	鈣	磷
158.3 大卡	11 g	8.2 g	8.7 g	291.3 mg	184 mg	211 mg	132 mg

主菜各類食物份數

全穀雜糧類	豆魚蛋肉類	蔬菜類	油脂類	低蛋白熱量補充品
0 份	1.5 份	0 份	1 份	18.4 大卡

醬炒五絲

1 人份 · 25 分鐘

以五種不同的絲狀食材為主角：豆干絲、豬肉絲、芹菜絲、黑木耳絲和辣椒絲。這五種食材在一道菜裡結合，不僅色彩呈現鮮豔的視覺效果，各自獨特的咀嚼感更帶來豐富的風味。豆干絲有嚼勁，豬肉絲帶來鮮嫩口感，芹菜絲和黑木耳絲則賦予菜餚清脆和脆嫩的特點。辣椒絲則加入了微辣的風味，為整道菜提供了層次感。

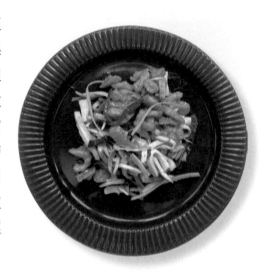

食材

小方豆干 30g

豬後腿肉絲 26g

芹菜絲 3g

黑木耳絲 3g

辣椒絲 3g

蒜末 3g

豬肉絲抓醃用

醬油 1g

糖 0.5g

米酒 3g

太白粉 3g

調味料

醬油 2g

鹽 0.3g

糖 1.5g

白胡椒 0.3g

水 10g

植物油 5g

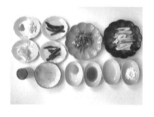

Tips

步驟

1 先將豆干切絲備用。準備一小鍋水煮沸後關火，放入豆干絲浸泡 10 分鐘。

2 取一小碗，放入豬肉絲、醬油、糖及米酒，抓醃後讓肉絲吸取醬汁。接著加入太白粉，抓拌均勻後鋪上保鮮膜放置 10 分鐘。

3 先熱鍋並倒入 2.5g 的植物油，放入醃好的豬肉絲炒至八分熟，盛起備用。

4 原鍋再加入 2.5g 的植物油，放入豆干絲、醬油及水輕柔拌炒。

5 接著加入豬肉絲、芹菜絲、黑木耳絲、辣椒絲拌炒。

6 最後放入鹽、糖、白胡椒及蒜末拌炒後即可起鍋。

　* 小方豆干膨縮率約 100%，烹調後重量 30g。
　* 豬肉絲膨縮率約 110%，烹調後重量 33g。

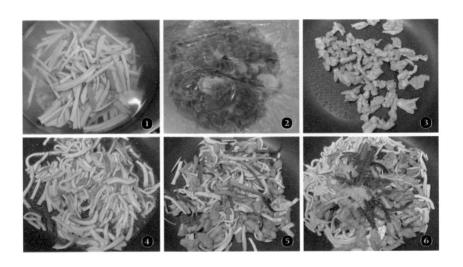

Tips 1. 步驟 1 豆干絲先泡熱水，可以去除豆干的豆味，並讓豆干吸飽水分，拌炒後會更軟嫩。

2. 關於烹煮食材時的膨縮率，可以參考 P248 附件 2019 食物代換表（https://www.hpa.gov.tw/File/Attach/8380/File_8031.pdf），例如豬後腿肉一份生重 35g，熟重為 30g，代表烹調後食材重量會減少。

醬炒豆干肉絲飯

熱量
614.1
大卡

豆魚蛋肉類
1.5 份

整餐蛋白質
16.5g

清炒筊白筍
P.228

蝦米燴娃娃菜
P.238

韭菜炒河粉
P.207

醬炒豆干肉絲
P.84

白飯

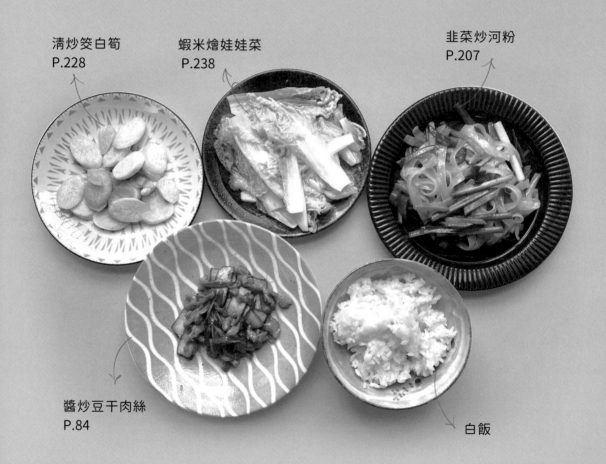

這道醬炒豆干肉絲的煮法非常簡單但又不失美味！絞肉裹上太白粉，烹調後不易收縮。若在烹調時未使用太白粉，或是烹煮時間過長、分量過少或油脂量不足，則食材易於收縮。

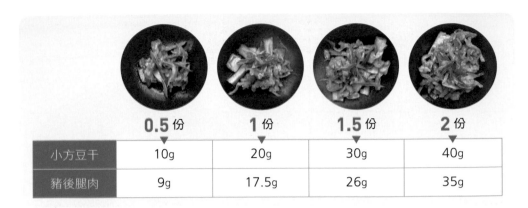

	0.5 份	**1** 份	**1.5** 份	**2** 份
小方豆干	10g	20g	30g	40g
豬後腿肉	9g	17.5g	26g	35g

整餐營養成分

熱量	蛋白質	碳水化合物	脂肪	鈉	鉀	鈣	磷
614.1 大卡	16.5 g	85.9 g	23.3 g	662.4 mg	551.4 mg	267.4 mg	183.9 mg

各類食物份數

全穀雜糧類	豆魚蛋肉類	蔬菜類	油脂類	低蛋白熱量補充品
台農 82 號米	小方豆干 0.75 份 + 豬後腿肉 0.75 份	娃娃菜 0.5 份 / 筊白筍 0.5 份 / 韭菜 + 胡蘿蔔 + 黑木耳 0.5 份	植物油	河粉 1 份 + 糖 2g + 太白粉 5g
3 份	1.5 份	1.5 份	4 份	94.5 大卡

主菜營養成分

熱量	蛋白質	碳水化合物	脂肪	鈉	鉀	鈣	磷
157.9 大卡	11.1 g	8.9 g	8.7 g	304.3 mg	208.7 mg	214.4 mg	135.4 mg

主菜各類食物份數

全穀雜糧類	豆魚蛋肉類	蔬菜類	油脂類	低蛋白熱量補充品
0 份	1.5 份	0 份	1 份	18.4 大卡

醬炒豆干肉絲

1 人份 · 10 分鐘

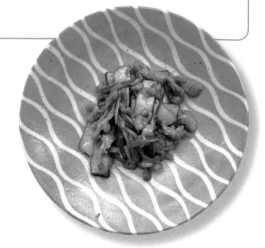

這道料理巧妙地融合了豆干和肉絲，呈現出植物性和動物性優質蛋白質的完美融合。醬油、素蠔油和糖的適度調味，使得味道恰到好處，搭配蔥絲、蒜末和辣椒絲，為這道料理增添了鮮明的風味和誘人的色彩。

食材

小方豆干 30g

豬後腿肉絲 26g

蔥絲 5g

蒜末 3g

辣椒絲 3g

抓醃用

太白粉 3g

調味料

醬油 3g

素蠔油 3g

糖 2g

水 10g

植物油 5g

步驟

1 先將豆干切片、豬肉絲用太白粉抓醃靜置約 3 ～ 5 分鐘。

2 熱鍋下油，放入蒜末、豆干片一起拌炒。

3 豆干片炒上色後，加入醃過的豬肉絲炒至八分熟，接著放入蔥絲、辣椒絲、醬油、素蠔油、糖、水，拌炒後就可以起鍋。

* 小方豆干膨縮率約 80%，烹調後重量 24g。

* 豬肉絲膨縮率約 105%，烹調後重量 28g。

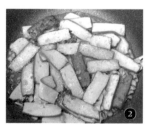

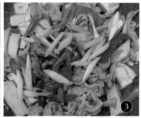

鮑魚菇炒豆干飯

熱量
626.2
大卡

豆魚蛋肉類
1.5 份

整餐蛋白質
16.4 g

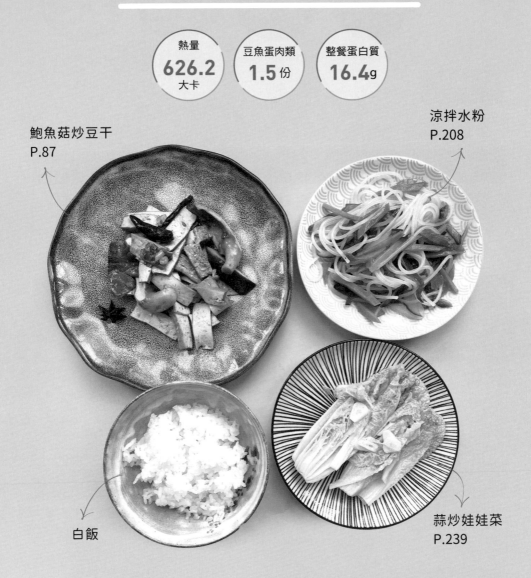

鮑魚菇炒豆干
P.87

涼拌水粉
P.208

白飯

蒜炒娃娃菜
P.239

腎友的餐點通常很少使用菇類，因為菇類低生物價蛋白質含量高，但鮑魚菇是蛋白質含量低的菇類之一，100 公克的鮑魚菇含 1.7 公克的蛋白質，因此當腎友食譜需要菇類時，建議可以使用鮑魚菇和舞菇（1 份的舞菇含 1.4 公克的蛋白質）搭配使用。

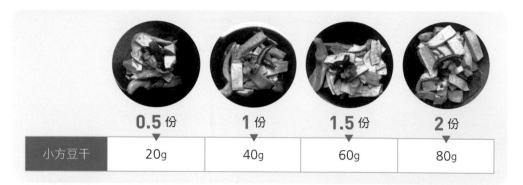

	0.5 份	1 份	1.5 份	2 份
小方豆干	20g	40g	60g	80g

整餐營養成分

熱量	蛋白質	碳水化合物	脂肪	鈉	鉀	鈣	磷
626.2 大卡	16.4 g	80.6 g	27.2 g	560 mg	522.6 mg	452.6 mg	202.7 mg

各類食物份數

全穀雜糧類	豆魚蛋肉類	蔬菜類	油脂類	低蛋白熱量補充品
台農 82 號米	小方豆干	鮑魚菇 0.5 份 / 娃娃菜 0.5 份 / 黑木耳 + 胡蘿蔔 + 小黃瓜 0.5 份	植物油	水粉 1 份 + 糖 1.5g
3 份	1.5 份	1.5 份	4 份	75.6 大卡

主菜營養成分

熱量	蛋白質	碳水化合物	脂肪	鈉	鉀	鈣	磷
235.7 大卡	12 g	8.1 g	17.6 g	299 mg	340.2 mg	422.8 mg	171.4 mg

主菜各類食物份數

全穀雜糧類	豆魚蛋肉類	蔬菜類	油脂類	低蛋白熱量補充品
0 份	1.5 份	0.5 份	2 份	0 大卡

鮑魚菇炒豆干

主菜

1 人份 · 10 分鐘

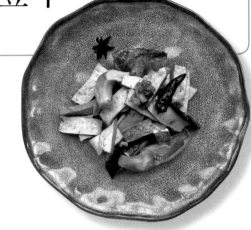

這道料理使用了八角和乾辣椒，做出了比較中式的調味。乾辣椒經過爆香，辣度較高，如果不嗜辣者，可以適量減少或者不放。

食材

小方豆干 60g

鮑魚菇 50g

薑片 3g

八角 1.5g

乾辣椒 0.75g

蔥花 3g

調味料

素蠔油 3g

醬油 2g

沙茶醬 3g

白胡椒 0.3g

水 15g

植物油 10g

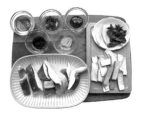

步驟

1 先將豆干斜切成片、鮑魚菇切適當大小備用。

2 熱鍋下油，放入薑片、八角、乾辣椒爆香，接著加入鮑魚菇拌炒出水後，倒入豆干拌炒。

3 倒入素蠔油、醬油、沙茶醬、白胡椒和食材炒勻，並加水拌炒。

4 撒上蔥花拌炒後即可起鍋。

* 小方豆干膨縮率 100%，烹調後重量 60g。

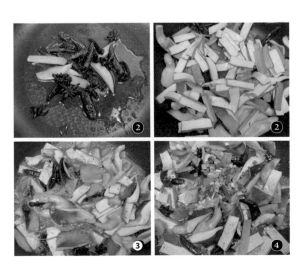

黑胡椒豆腐飯

熱量
644.6
大卡

豆魚蛋肉類
1.5 份

整餐蛋白質
15.6g

蒜炒高麗菜
P.235

甘藷

黑胡椒豆腐
P.90

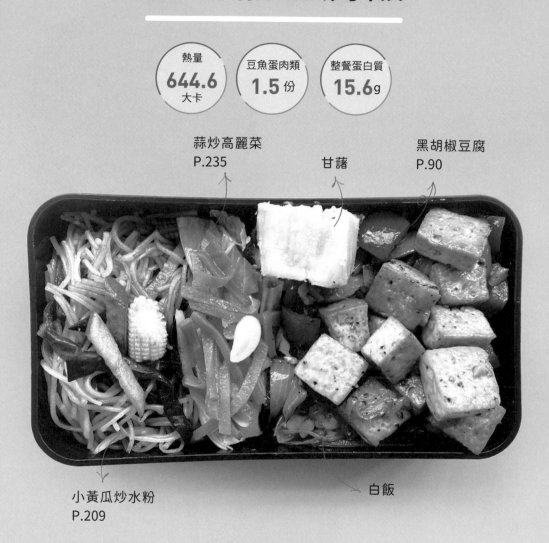

小黃瓜炒水粉
P.209

白飯

這道香煎黑胡椒豆腐的特點在於使用了豆製品，豆製品的植物性蛋白質優
點，除了磷吸收率比起動物性蛋白質低外，而且一份的分量很足夠。此外，
黑胡椒和奶油的搭配，讓這道菜有鐵板豆腐的風味，加上洋蔥、紅椒和青
椒的鮮明色彩，令人一看就食指大動。在製作時，我們採用不同的切法將
板豆腐切成小方塊，再煎至金黃，相當可愛。

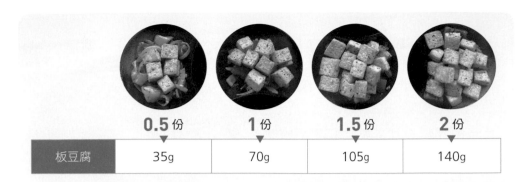

	0.5 份	1 份	1.5 份	2 份
板豆腐	35g	70g	105g	140g

整餐營養成分

熱量	蛋白質	碳水化合物	脂肪	鈉	鉀	鈣	磷
644.6 大卡	15.6 g	83.2 g	28 g	559.4 mg	617.3 mg	212.4 mg	189.4 mg

各類食物份數

全穀雜糧類	豆魚蛋肉類	蔬菜類	油脂類	低蛋白熱量補充品
台農 82 號米 2 份 + 黃肉甘藷 1 份	板豆腐	洋蔥 + 紅椒 + 青椒 0.5 份 / 高麗菜 + 胡蘿蔔 0.5 份 / 黑木耳 + 玉米筍 + 小黃瓜 0.5 份	植物油	水粉 1 份
3 份	1.5 份	1.5 份	4.5 份	69.6 大卡

主菜營養成分

熱量	蛋白質	碳水化合物	脂肪	鈉	鉀	鈣	磷
248.8 大卡	11.2 g	10.6 g	18 g	265.2 mg	288.6 mg	154.4 mg	133.5 mg

主菜各類食物份數

全穀雜糧類	豆魚蛋肉類	蔬菜類	油脂類	低蛋白熱量補充品
0 份	1.5 份	0.5 份	2.5 份	0 大卡

主菜 ｜ # 黑胡椒豆腐

1 人份 ・15 分鐘

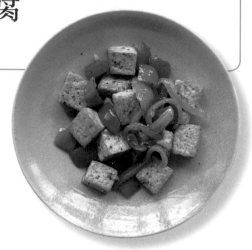

洋蔥稍微拌炒後加入奶油和黑胡椒熬煮，釋放出洋蔥的甜味，然後再放入紅椒、黃椒與小方塊豆腐一同熬煮，經過簡單的步驟就完成了這道美味佳餚！

食材

板豆腐 105g

洋蔥 20g

紅椒 15g

青椒 15g

蒜末 3g

辣椒末 1g

調味料

黑胡椒 0.6g

無鹽奶油 3g

水 10g

植物油 10g

醬汁

醬油 3g

素蠔油 3g

味醂 3g

米酒 3g

巴薩米克醋 2g

步驟

1 先將洋蔥切絲，青椒、紅椒切塊，蒜頭、辣椒切末，板豆腐切小方塊；熱鍋下油，放入板豆腐，各面煎上色後起鍋備用。

2 原鍋放入洋蔥絲，拌炒軟後加入奶油及部分黑胡椒熬煮。

3 加入青椒、紅椒、蒜末及辣椒末拌炒。

4 接著將豆腐放回鍋中，並加入醬汁拌炒至收汁，最後撒上黑胡椒提味即可起鍋。

* 板豆腐膨縮率約 70%，烹調後重量 75g。

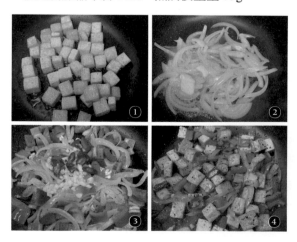

舞菇燒豆腐飯

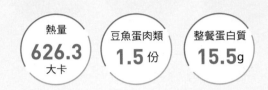

熱量
626.3
大卡

豆魚蛋肉類
1.5 份

整餐蛋白質
15.5g

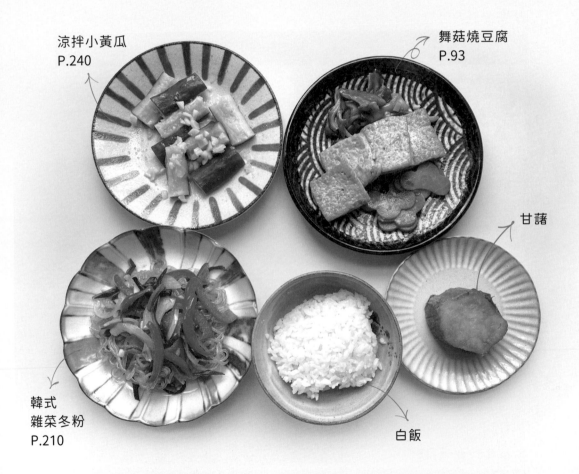

涼拌小黃瓜
P.240

舞菇燒豆腐
P.93

甘藷

韓式
雜菜冬粉
P.210

白飯

舞菇燒豆腐，一道樸實而美味的家常菜，搭配色彩繽紛的韓式雜菜冬粉和
清爽的小黃瓜，口感豐富，平實的味道帶著家的溫暖。

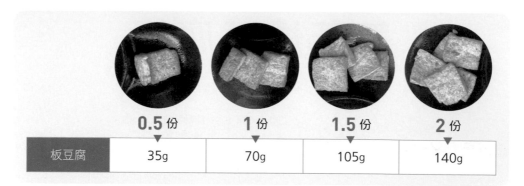

	0.5 份	1 份	1.5 份	2 份
板豆腐	35g	70g	105g	140g

整餐營養成分

熱量	蛋白質	碳水化合物	脂肪	鈉	鉀	鈣	磷
626.3 大卡	15.5 g	85.1 g	25.5 g	512.8 mg	624.3 mg	197.9 mg	191.4 mg

各類食物份數

全穀雜糧類	豆魚蛋肉類	蔬菜類	油脂類	低蛋白熱量補充品
台農 82 號米 2 份 + 黃肉甘藷 1 份	板豆腐	舞菇 + 胡蘿蔔 0.5 份 / 小黃瓜 0.5 份 / 黑木耳 + 紅椒 + 洋蔥 0.5 份	植物油	韓式冬粉 1 份 + 糖 2g
3 份	1.5 份	1.5 份	4 份	80 大卡

主菜營養成分

熱量	蛋白質	碳水化合物	脂肪	鈉	鉀	鈣	磷
224.4 大卡	11.4 g	11.1 g	15.3 g	275.1 mg	309.7 mg	152.6 mg	137.4 mg

主菜各類食物份數

全穀雜糧類	豆魚蛋肉類	蔬菜類	油脂類	低蛋白熱量補充品
0 份	1.5 份	0.5 份	2 份	0 大卡

主菜 | 舞菇燒豆腐

1 人份 · 15 分鐘

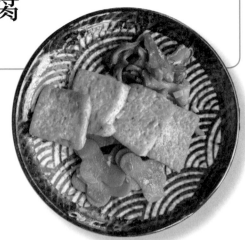

這道燒豆腐的烹調方式相當簡單，先煎板豆腐，再煎蔬菜，加入同比例的醬油和味醂，讓整道菜烹煮起來甜甜的，非常適合搭配米飯一起享用。

食材

板豆腐 105g
舞菇 30g
胡蘿蔔 20g
蒜末 3g

調味料

醬油 6g
味醂 6g
白胡椒 0.3g
水 15g
植物油 10g

步驟

1 先將板豆腐切塊、舞菇切適當大小、胡蘿蔔切片備用。

2 熱鍋下油，放入板豆腐，雙面煎至金黃後盛起備用。

3 接著在原鍋放入蒜末、舞菇及胡蘿蔔拌炒至熟。

4 加入醬油、味醂、白胡椒及板豆腐，拌炒一下後加水熬煮 8 ～ 10 分鐘即可起鍋。

* 板豆腐膨縮率約 70%，烹調後重量 75g。

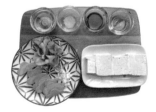

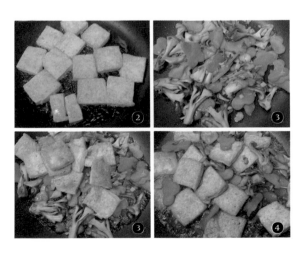

麻婆豆腐飯

熱量
676.2
大卡

豆魚蛋肉類
1.5 份

整餐蛋白質
16.6g

麻婆豆腐
P.96

涼拌茄子
P.231

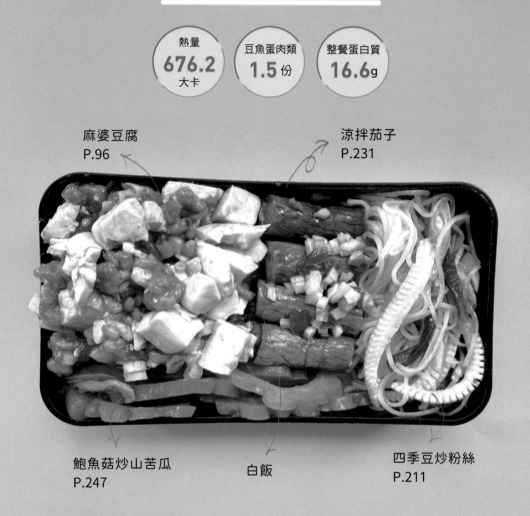

鮑魚菇炒山苦瓜
P.247

白飯

四季豆炒粉絲
P.211

這道麻婆豆腐的調味使用了辣豆瓣醬,這個聽起來就很鹹的調味料。過去,我總認為很多的調味料一定都不能使用,但是後來漸漸發現,選擇調味料時,不能只看名稱,而是要看每個產品的營養標示和成分,才能做出適合自己的選擇。食譜中使用的辣豆瓣醬,每 1 公克只含有 38 毫克的鈉,且成分中沒有磷添加劑。因此,可以搭配醬油、糖和花椒油一起使用,製作出美味的麻婆豆腐。

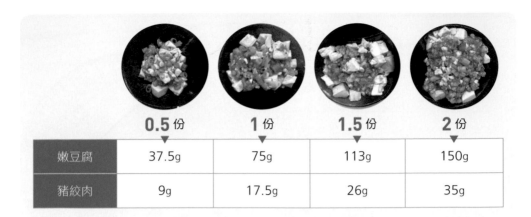

	0.5份	1份	1.5份	2份
嫩豆腐	37.5g	75g	113g	150g
豬絞肉	9g	17.5g	26g	35g

整餐營養成分

熱量	蛋白質	碳水化合物	脂肪	鈉	鉀	鈣	磷
676.2 大卡	16.6 g	91.5 g	27.6 g	560 mg	733.6 mg	68.8 mg	203.1 mg

各類食物份數

全穀雜糧類	豆魚蛋肉類	蔬菜類	油脂類	低蛋白熱量補充品
台農 82 號米	嫩豆腐 0.75 份 + 絞肉 0.75 份	茄子 0.5 份 / 鮑魚菇 + 山苦瓜 0.5 份 / 四季豆 + 黑木耳 + 玉米筍 0.5 份	植物油	綠豆粉絲 1 份 + 太白粉 6g+ 糖 3g
3 份	1.5 份	1.5 份	4 份	101.5 大卡

主菜營養成分

熱量	蛋白質	碳水化合物	脂肪	鈉	鉀	鈣	磷
202 大卡	10.6 g	12.1 g	12.2 g	265.2 mg	312.4 mg	23.8 mg	145.2 mg

主菜各類食物份數

全穀雜糧類	豆魚蛋肉類	蔬菜類	油脂類	低蛋白熱量補充品
0 份	1.5 份	0 份	1 份	28.8 大卡

麻婆豆腐

1 人份 ・15 分鐘

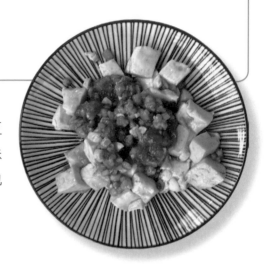

在限制鹽分的前提下，充分運用蔥、薑、蒜辛香料，搭配少量的醬油、豆瓣醬和花椒油，以花椒油的香辣風味和多元的香料組合，無需過多鹽分也能帶來豐富風味。

食材

嫩豆腐 113g

豬絞肉 26g

蒜末 3g

薑末 3g

蔥花 3g

絞肉抓醃調味料

太白粉 3g

調味料

醬油 3g

糖 2g

辣豆瓣醬 3g

太白粉 3g + 水 6g

花椒油 2.5g

水 30g

植物油 2.5g

步驟

1 將嫩豆腐切成小方格，豬絞肉用太白粉抓醃備用。

2 熱鍋下油，放入蒜末及薑末拌炒後，加入醃過的豬絞肉。

3 豬絞肉炒至七分熟後加入嫩豆腐、醬油、糖、辣豆瓣醬及水熬煮 5 分鐘。

4 最後加入太白粉水、蔥花及花椒油拌炒一下。

  * 嫩豆腐膨縮率約 71%，烹調後重量 80g。
  * 絞肉膨縮率約 183%，烹調後重量 48g。

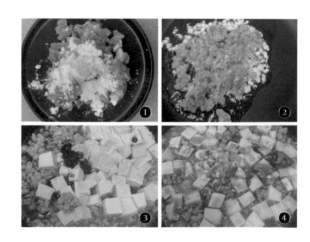

老皮嫩肉飯

熱量	豆魚蛋肉類	整餐蛋白質
666.4 大卡	**1.5** 份	**16.8**g

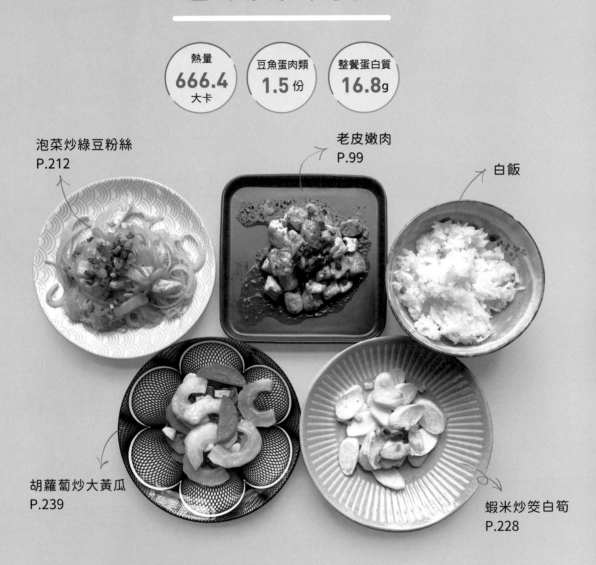

泡菜炒綠豆粉絲
P.212

老皮嫩肉
P.99

白飯

胡蘿蔔炒大黃瓜
P.239

蝦米炒筊白筍
P.228

老皮嫩肉這道料理，通常是使用雞蛋豆腐或芙蓉豆腐當作材料。儘管這兩種豆腐的名稱都帶有「豆腐」，但它們並不是單純用黃豆製成的，還可能添加了含磷添加劑，因此，改用家常豆腐來做這道料理。家常豆腐類似嫩豆腐，比較容易出水，所以在下鍋前需要用紙巾擦乾水分，然後再下鍋煎，淋上調味後就很好吃。

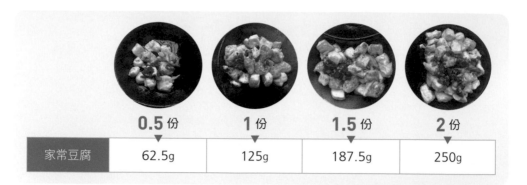

	0.5 份	1 份	1.5 份	2 份
家常豆腐	62.5g	125g	187.5g	250g

整餐營養成分

熱量	蛋白質	碳水化合物	脂肪	鈉	鉀	鈣	磷
666.4 大卡	16.8 g	86.8 g	28.8 g	595.4 mg	728.4 mg	312.3 mg	279.9 mg

各類食物份數

全穀雜糧類	豆魚蛋肉類	蔬菜類	油脂類	低蛋白熱量補充品
台農 82 號米	家常豆腐	胡蘿蔔 + 大黃瓜 0.5 份 / 茭白筍 0.5 份 / 洋蔥 + 韓式泡菜 0.5 份	植物油	綠豆粉絲 1 份 + 糖 1.5g
3 份	1.5 份	1.5 份	5 份	74.8 大卡

主菜營養成分

熱量	蛋白質	碳水化合物	脂肪	鈉	鉀	鈣	磷
212 大卡	11 g	11 g	14 g	269.2 mg	384.5 mg	270.5 mg	212.5 mg

主菜各類食物份數

全穀雜糧類	豆魚蛋肉類	蔬菜類	油脂類	低蛋白熱量補充品
0 份	1.5 份	0 份	2 份	6 大卡

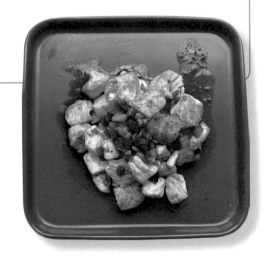

老皮嫩肉

1 人份・10 分鐘

半煎炸的食材在烹煮後會收縮，收縮率就會比較高，但家常豆腐的分量很大，經過烹煮後仍令人滿足。

食材

家常豆腐 187.5g

蒜泥 2g

蔥花 3g

辣椒末 3g

調味料

醬油 6g

巴薩米克醋 3g

糖 1.5g

花椒油 2.5g

花椒粉 0.3g

植物油 7.5g

步驟

1 先將家常豆腐用紙巾吸乾水分，並切成小塊備用；熱鍋下 5g 油，放入豆腐煎至各面金黃後盛起備用。

2 接著製作醬汁，熱鍋加入 2.5g 的油，放入蒜泥、蔥花、辣椒末拌炒。

3 加入醬油、巴薩米克醋、糖、花椒油及花椒粉拌炒均勻。

4 將醬汁淋在豆腐上即完成。

* 家常豆腐膨縮率約 50%，烹調後重量 93g。

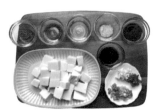

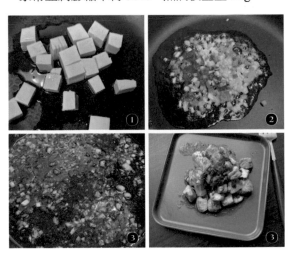

茄燒豆皮飯

熱量	豆魚蛋肉類	整餐蛋白質
635.8 大卡	**1.5** 份	**16.4**g

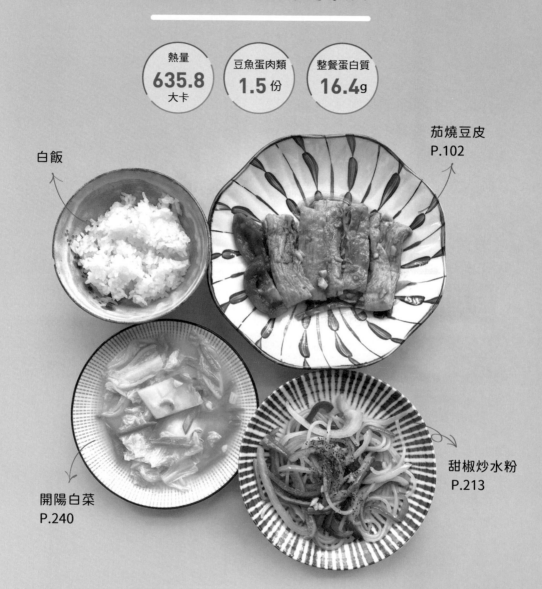

茄燒豆皮
P.102

白飯

甜椒炒水粉
P.213

開陽白菜
P.240

黃豆所含的植物性蛋白質,是屬於高生物價(優質)蛋白質,磷吸收率也
比動物性蛋白質低,因此建議腎友可以選擇豆製品。藉由使用不同種類的
豆製品,也可以增加餐點的變化。但需要注意的是,不同品牌的豆皮分量
可能不一樣,因此要使用營養標示來計算分量。

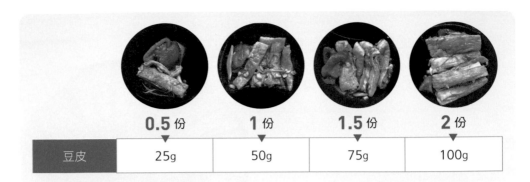

	0.5份	**1份**	**1.5份**	**2份**
豆皮	25g	50g	75g	100g

整餐營養成分

熱量	蛋白質	碳水化合物	脂肪	鈉	鉀	鈣	磷
635.8 大卡	16.4 g	86.5 g	25.7 g	599.4 mg	658.7 mg	88.8 mg	350.2 mg

各類食物份數

全穀雜糧類	豆魚蛋肉類	蔬菜類	油脂類	低蛋白熱量補充品
台農 82 號米	豆皮	牛番茄 0.5 份 / 包心白菜 + 胡蘿蔔 0.5 份 / 紅椒 + 黃椒 + 青椒 0.5 份	植物油	水粉 1 份 + 太白粉 3g+ 糖 3g
3 份	1.5 份	1.5 份	4 份	92 大卡

主菜營養成分

熱量	蛋白質	碳水化合物	脂肪	鈉	鉀	鈣	磷
222 大卡	11.6 g	10.5 g	15.1 g	315.7 mg	458.5 mg	54.1 mg	313.1 mg

主菜各類食物份數

全穀雜糧類	豆魚蛋肉類	蔬菜類	油脂類	低蛋白熱量補充品
0 份	1.5 份	0.5 份	2 份	12 大卡

茄燒豆皮

1 人份 ・15 分鐘

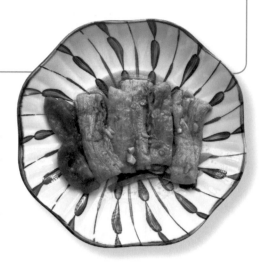

茄燒豆皮是一道非常開胃的美食。首先，我們需用小火煎豆皮，使其上色，接著加入經過汆燙的牛番茄、減鈉減卡的番茄醬和糖，燉煮出酸甜美味的醬汁。爆香的薑片和蔥段，更進一步提升了這道菜的風味。

食材

豆皮 75g

牛番茄 50g

蒜末 2g

薑片 3g

蔥段 3g

調味料

減納減卡番茄醬 6g

醬油 6g

糖 3g

白胡椒 0.3g

水 15g

植物油 10g

步驟

1 先煮一鍋滾水，放入牛番茄燙 3 分鐘後，盛起放涼切塊備用。

2 熱鍋下 5g 油，放入切成適當大小的豆皮，開小火將豆皮兩面煎至上色，煎好後盛起備用。

3 原鍋放入剩下的油（植物油 5g），加入蒜末、薑片及蔥段炒出香味。

4 轉小火，依序加入減鈉減卡番茄醬、番茄、醬油、水、糖和白胡椒煨煮。

5 接著放入豆皮，一起拌炒後即可盛盤上桌。

* 豆皮膨縮率約 120%，烹調後重量 90g

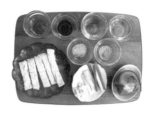

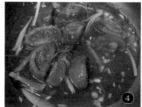
❹

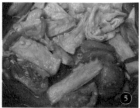
❺

豆皮炒芹菜飯

熱量
636.4
大卡

豆魚蛋肉類
1.5 份

整餐蛋白質
17.5g

三杯鮑魚菇
P.233

豆皮炒芹菜
P.105

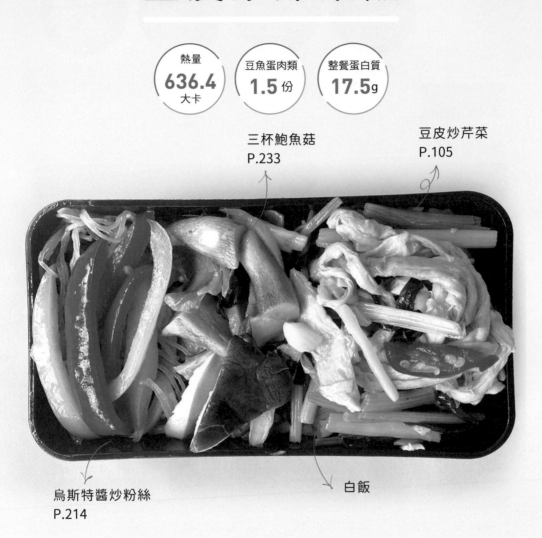

烏斯特醬炒粉絲
P.214

白飯

以豆皮炒芹菜為主菜，有時可能會讓部分人感受不到肉的飽足。配菜搭配了三杯鮑魚菇，其獨特的口感近似肉質，這或許能夠滿足那些對於肉類有所期待的味蕾。

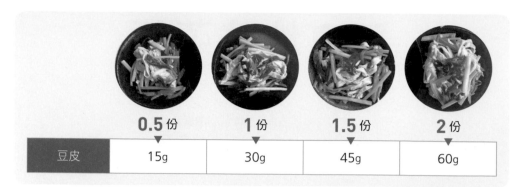

豆皮	0.5 份	1 份	1.5 份	2 份
	15g	30g	45g	60g

整餐營養成分

熱量	蛋白質	碳水化合物	脂肪	鈉	鉀	鈣	磷
636.4 大卡	17.5 g	85.6 g	25.4 g	552.2 mg	717.7 mg	85.1 mg	232.5 mg

各類食物份數

全穀雜糧類	豆魚蛋肉類	蔬菜類	油脂類	低蛋白熱量補充品
台農 82 號米	豆皮	黑木耳 + 胡蘿蔔 + 芹菜 0.5 份 / 鮑魚菇 0.5 份 / 紅椒 + 黃椒 0.5 份	植物油	綠豆粉絲 1 份 + 糖 2g
3 份	1.5 份	1.5 份	4 份	76.5 大卡

主菜營養成分

熱量	蛋白質	碳水化合物	脂肪	鈉	鉀	鈣	磷
214.5 大卡	12.2 g	8.3 g	15 g	300.4 mg	342.7 mg	64.5 mg	197.3 mg

主菜各類食物份數

全穀雜糧類	豆魚蛋肉類	蔬菜類	油脂類	低蛋白熱量補充品
0 份	1.5 份	0.5 份	2 份	0 大卡

豆皮炒芹菜

主菜 1人份・10分鐘

豆皮炒芹菜是一道簡單卻美味的主菜。這道菜使用了煎至微酥的豆皮，搭配了木耳絲、胡蘿蔔絲和芹菜段，形成了豐富的口感。

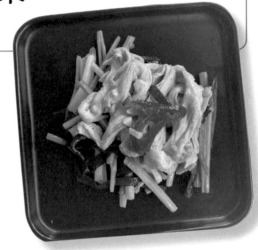

食材

豆皮 45g

黑木耳絲 10g

胡蘿蔔絲 10g

芹菜段 30g

蒜末 2g

蔥白 5g

辣椒片 2g

調味料

醬油 3g

素蠔油 3g

味醂 3g

水 10g

植物油 10g

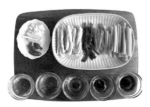

步驟

1 熱鍋下油，放入蒜末、蔥白及胡蘿蔔絲炒出香味。

2 接著放入切成適當大小的豆皮，煎至兩面微焦上色。

3 最後放入黑木耳絲、芹菜段、辣椒片略炒，再倒入醬油、素蠔油、味醂及水拌炒即可起鍋。

＊豆皮膨縮率 100%，烹調後重量 45g。

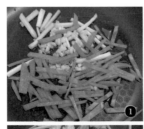

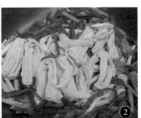

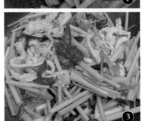

醬燒油豆腐飯

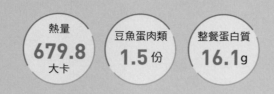

熱量	豆魚蛋肉類	整餐蛋白質
679.8 大卡	**1.5** 份	**16.1**g

醬燒油豆腐
P.108

鮑魚菇炒山苦瓜
P.247

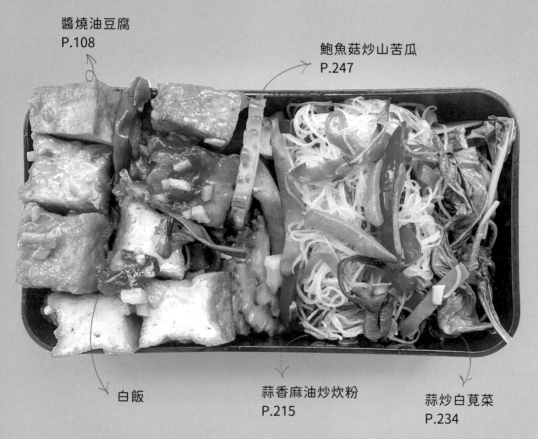

白飯

蒜香麻油炒炊粉
P.215

蒜炒白莧菜
P.234

油豆腐是一種營養豐富的食材，其中蘊含高植物蛋白質、維生素和礦物質，對於素食者或需要限制肉類攝入的人來說，油豆腐是良好的蛋白質來源。油豆腐屬於中脂的食材，鈉含量相對較低，滿適合腎友使用，也可以選擇加入不同蔬菜和調味，讓料理有更多變化。

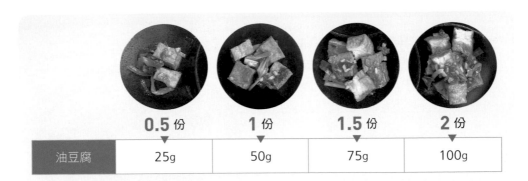

	0.5 份	**1 份**	**1.5 份**	**2 份**
油豆腐	25g	50g	75g	100g

整餐營養成分

熱量	蛋白質	碳水化合物	脂肪	鈉	鉀	鈣	磷
679.8 大卡	16.1 g	91.2 g	27.9 g	608.2 mg	765.6 mg	275.3 mg	235.9 mg

各類食物份數

全穀雜糧類	豆魚蛋肉類	蔬菜類	油脂類	低蛋白熱量補充品
台農 82 號米	油豆腐	鮑魚菇 + 山苦瓜 0.5 份 / 白莧菜 0.5 份 / 胡蘿蔔 + 黑木耳 + 紅椒 0.5 份	植物油	炊粉 1 份 + 太白粉 3g+ 糖 2.5g
3 份	1.5 份	1.5 份	4 份	92.7 大卡

主菜營養成分

熱量	蛋白質	碳水化合物	脂肪	鈉	鉀	鈣	磷
203.2 大卡	10.3 g	11 g	12.4 g	256.7 mg	235.5 mg	174 mg	178.3 mg

主菜各類食物份數

全穀雜糧類	豆魚蛋肉類	蔬菜類	油脂類	低蛋白熱量補充品
0 份	1.5 份	0 份	1 份	16.4 大卡

醬燒豆腐

主菜

1 人份 · 15 分鐘

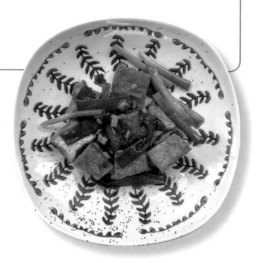

油豆腐烹煮後表面微微酥脆，內部軟嫩，口感十分豐富。此外，使用蔥、蒜和辣椒片等佐料搭配，呈現微辣風味，讓整道料理更加迷人。

食材

油豆腐 75g

蒜末 3g

蔥綠段 3g

蔥白段 6g

辣椒片 3g

調味料

醬油 6g

糖 1.5g

味醂 3g

米酒 6g

太白粉 3g + 水 10g

水 40g

植物油 5g

步驟

1 先將油豆腐切成方塊大小，並用熱水燙過備用。

2 熱鍋下油，放入辣椒片、蔥白段、蒜末炒出香味。

3 接著放入油豆腐，兩面各煎一下，再倒入醬油、糖、味醂及米酒。

4 油豆腐煎上色後，加水一起熬煮，最後放入蔥綠段、太白粉水勾芡即可起鍋。

* 油豆腐膨縮率 120%，烹調後重量 90g。

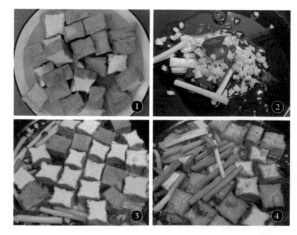

Tips 步驟 1 油豆腐用熱水燙過，可以去除油耗味。

三杯油豆腐飯

熱量	豆魚蛋肉類	整餐蛋白質
664.5 大卡	**1.5** 份	**16.4**g

蒜炒菠菜
P.244

三杯油豆腐
P.111

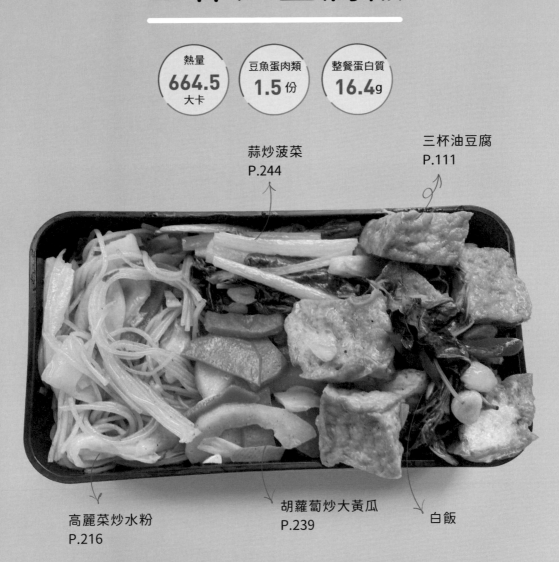

高麗菜炒水粉
P.216

胡蘿蔔炒大黃瓜
P.239

白飯

三杯料理通常被用於烹製三杯雞、三杯透抽等菜餚，較少用於豆製品，但其實烹調豆製品時，也很適合搭配這種具有豐富風味的料理法。三杯料理法的特點在於使用醬油、米酒和麻油等調味料，並搭配蒜頭、薑片、辣椒和九層塔等香料，以增添整體口感和風味。

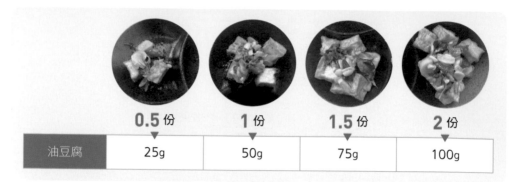

	0.5 份	**1 份**	**1.5 份**	**2 份**
油豆腐	25g	50g	75g	100g

整餐營養成分

熱量	蛋白質	碳水化合物	脂肪	鈉	鉀	鈣	磷
664.5 大卡	16.4 g	86.2 g	28.4 g	628.6 mg	672.3 mg	244.2 mg	239.5 mg

各類食物份數

全穀雜糧類	豆魚蛋肉類	蔬菜類	油脂類	低蛋白熱量補充品
台農 82 號米	油豆腐	菠菜 0.5 份 / 胡蘿蔔 + 大黃瓜 0.5 份 / 胡蘿蔔 + 高麗菜 0.5 份	植物油	水粉 1 份 + 糖 3g
3 份	1.5 份	1.5 份	4 份	81.2 大卡

主菜營養成分

熱量	蛋白質	碳水化合物	脂肪	鈉	鉀	鈣	磷
209.5 大卡	10.6 g	10.5 g	13.3 g	253.6 mg	225.2 mg	172.5 mg	183.9 mg

主菜各類食物份數

全穀雜糧類	豆魚蛋肉類	蔬菜類	油脂類	低蛋白熱量補充品
0 份	1.5 份	0 份	1 份	11.6 大卡

主菜

三杯油豆腐

1 人份・15 分鐘

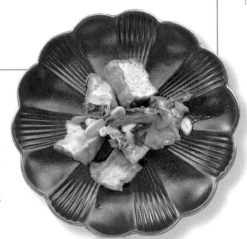

這道充滿台灣風味的經典料理,巧妙地運用了辛香料如蒜、薑、辣椒、九層塔和紅蔥頭,與獨特的三杯調味融合。外層微酥內層柔軟的油豆腐賦予了特有的口感,而這道美食絕佳的搭配,讓它成為下飯的完美選擇,令人食慾大開。

食材

油豆腐 75g

蒜片 3g

薑片 6g

辣椒片 3g

九層塔 3g

紅蔥頭 3g

調味料

醬油 6g

冰糖 3g

米酒 6g

白胡椒 0.3g

水 40g

黑麻油 2.5g

植物油 2.5g

步驟

1 先將油豆腐切方塊大小,並用熱水燙過備用。

2 熱鍋下油,放入蒜片及薑片小火爆香。

3 放入油豆腐,兩面各煎一下,加入冰糖並且炒出糖色。

4 接著倒入醬油、米酒、白胡椒、紅蔥頭及水加蓋燉煮。

5 燉煮 3 分鐘後,將油豆腐翻面再蓋上蓋子燜煮。

6 打開鍋蓋,轉大火收汁,並放入黑麻油、九層塔、辣椒片,拌炒後即可起鍋。

* 油豆腐膨縮率 100%,烹調後重量 75g。

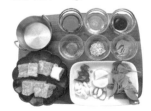

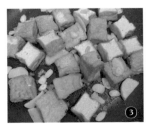

③

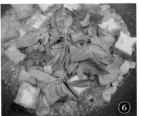

⑥

雞蛋燒豆腐飯

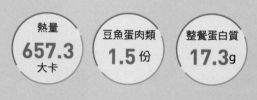

熱量
657.3
大卡

豆魚蛋肉類
1.5 份

整餐蛋白質
17.3 g

雞蛋燒豆腐
P.114

韭菜炒河粉
P.207

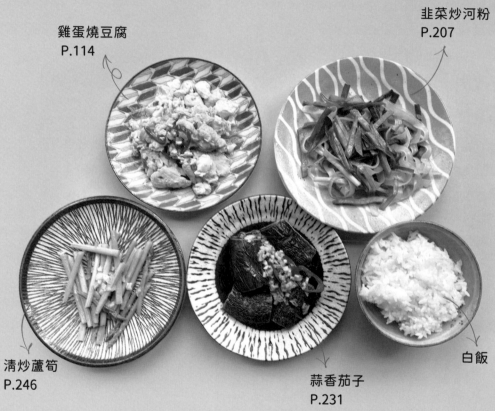

清炒蘆筍
P.246

蒜香茄子
P.231

白飯

這道雞蛋燒豆腐，調味方式很像早餐店的蔥醬油，用來搭配煎蛋和豆腐，非常香而且美味。需要注意的是，市面上的雞蛋豆腐中含有雞蛋和添加了磷的成分，磷的含量相當高，例如每 100 公克的雞蛋豆腐含有 1040 毫克的磷，不建議腎友食用，可以選擇嫩豆腐、板豆腐來料理。

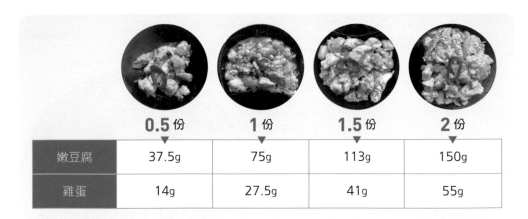

	0.5 份	1 份	1.5 份	2 份
嫩豆腐	37.5g	75g	113g	150g
雞蛋	14g	27.5g	41g	55g

整餐營養成分

熱量	蛋白質	碳水化合物	脂肪	鈉	鉀	鈣	磷
657.3 大卡	17.3 g	87.7 g	27 g	677.9 mg	705.3 mg	118.5 mg	234.2 mg

各類食物份數

全穀雜糧類	豆魚蛋肉類	蔬菜類	油脂類	低蛋白熱量補充品
台農 82 號米	雞蛋 0.75 份、嫩豆腐 0.75 份	蘆筍 0.5 份 / 茄子 0.5 份 / 韭菜 + 胡蘿蔔 + 黑木耳 0.5 份	植物油	河粉 1 份 + 糖 0.3g
3 份	1.5 份	1.5 份	4 份	70.4 大卡

主菜營養成分

熱量	蛋白質	碳水化合物	脂肪	鈉	鉀	鈣	磷
191.1 大卡	10.9 g	9.3 g	12.1 g	322.2 mg	316.4 mg	47.6 mg	170.2 mg

主菜各類食物份數

全穀雜糧類	豆魚蛋肉類	蔬菜類	油脂類	低蛋白熱量補充品
0 份	1.5 份	0 份	1 份	0 大卡

雞蛋燒豆腐

1 人份 · 10 分鐘

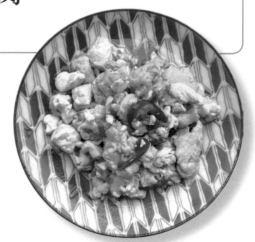

這道雞蛋燒豆腐，使用雞蛋和嫩豆腐各 0.75 份，是一道分量相當豐盛的菜色，推薦給喜歡大分量主菜的腎友，吃起來會相當滿足。

食材

嫩豆腐 113g

雞蛋 41g

蔥花 6g

蔥白末 3g

蒜末 2g

辣椒末 1.5g

調味料

醬油 6g

味醂 6g

米酒 3g

白胡椒 0.3g

植物油 5g

步驟

1 先將嫩豆腐切方塊大小，並放入蛋液中。

2 熱鍋下油，倒入嫩豆腐和蛋液，拌炒至熟後盛起備用。

3 在原鍋中放入蔥花、蔥白末、蒜末、辣椒末拌炒。

4 將豆腐和蛋放回鍋中，加入醬油、味醂、白胡椒及米酒，拌炒後即可起鍋。

* 嫩豆腐＋雞蛋膨縮率是 89%，烹調後重量 138g。

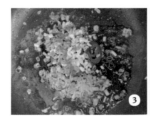
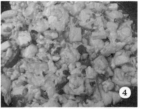

Tips 嫩豆腐容易出水，若不喜歡嫩豆腐出水而影響味道，可以改成板豆腐，也會相當好吃。

魚類健康餐

茄汁炒蝦飯

熱量
582.2
大卡

豆魚蛋肉類
1.5 份

整餐蛋白質
15.9 g

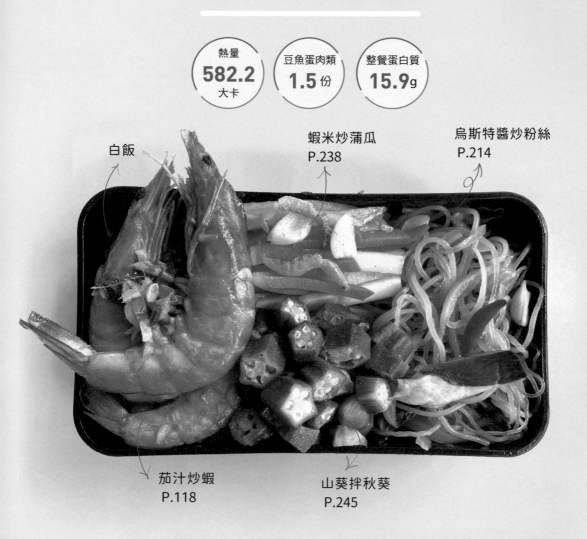

白飯

蝦米炒蒲瓜
P.238

烏斯特醬炒粉絲
P.214

茄汁炒蝦
P.118

山葵拌秋葵
P.245

茄汁炒蝦飯配色相當豐富，使用蝦子的紅，搭配秋葵的深綠色外皮、蒲瓜的淺綠色，以及炒粉絲的醬油色，讓餐點在視覺上相當美味可口。一般茄汁炒蝦的獨特風味主要仰賴番茄醬，然而腎友需控制鹽分，選擇適合的調味量及使用量很重要。此道料理使用減鈉減卡的番茄醬，它既保留美味，同時減少了鈉的含量，且減鈉不是使用添加鉀離子的方式。此外，調味方面著重於蒜末、薑末和蝦子的天然風味，是道美味又適合腎友的料理。

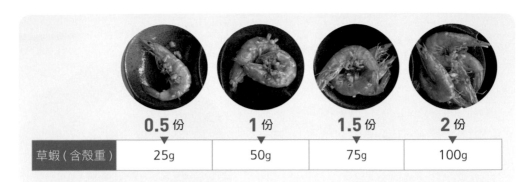

草蝦(含殼重)	0.5 份	1 份	1.5 份	2 份
	25g	50g	75g	100g

整餐營養成分

熱量	蛋白質	碳水化合物	脂肪	鈉	鉀	鈣	磷
582.2 大卡	15.9 g	84.3 g	20.4 g	495.7 mg	439.5 mg	76.1 mg	173.4 mg

各類食物份數

全穀雜糧類	豆魚蛋肉類	蔬菜類	油脂類	低蛋白熱量補充品
台農 82 號米	蝦	蒲瓜 + 胡蘿蔔 0.5 份 / 秋葵 0.5 份 / 洋蔥 + 茼蒿 + 鮑魚菇 0.5 份	植物油	綠豆粉絲 1 份 + 糖 1g
3 份	1.5 份	1.5 份	4 份	72.8 大卡

主菜營養成分

熱量	蛋白質	碳水化合物	脂肪	鈉	鉀	鈣	磷
106.5 大卡	10.3 g	3.5 g	5.4 g	179.6 mg	102 mg	6.7 mg	117 mg

主菜各類食物份數

全穀雜糧類	豆魚蛋肉類	蔬菜類	油脂類	低蛋白熱量補充品
0 份	1.5 份	0 份	1 份	4 大卡

主 菜

茄汁炒蝦

1 人份 ‧ 10 分鐘

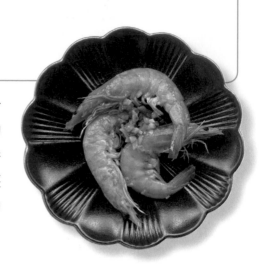

1.5 份的蝦子恰好是 3 隻，分量十足令人滿意。這道料理充分運用了蝦子的鮮美，並巧妙地搭配了減鈉減卡的番茄醬、少許鹽、白醋和糖，再加上薑末和蒜末，為整道菜餚增添了迷人的香氣，使得味道更加豐富多層。

食材

蝦 75g（含殼重）

蒜末 3g

薑末 3g

蔥花 3g

調味料

減納減卡番茄醬 6g

鹽 0.2g

白醋 2g

糖 1g

米酒 3g

水 10g

植物油 5g

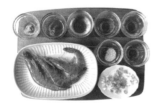

步驟

1 熱鍋下油，放入蒜末及薑末炒出香味。

2 接著放入蝦子拌炒至兩面皆變色。

3 依序加入減鈉減卡番茄醬、鹽、白醋、糖、米酒及水調味。

4 炒至收汁後放入蔥花，拌炒一下即可盛盤。

  * 蝦子膨縮率 100%，烹調後重量 75g。

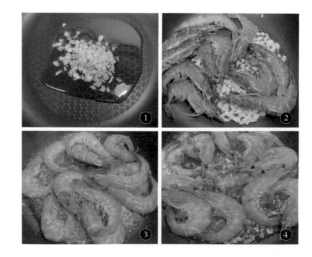

西班牙蒜蝦飯

熱量
587.7
大卡

豆魚蛋肉類
1.5 份

整餐蛋白質
16g

烤櫛瓜
P.244

白飯

西班牙蒜蝦
P.121

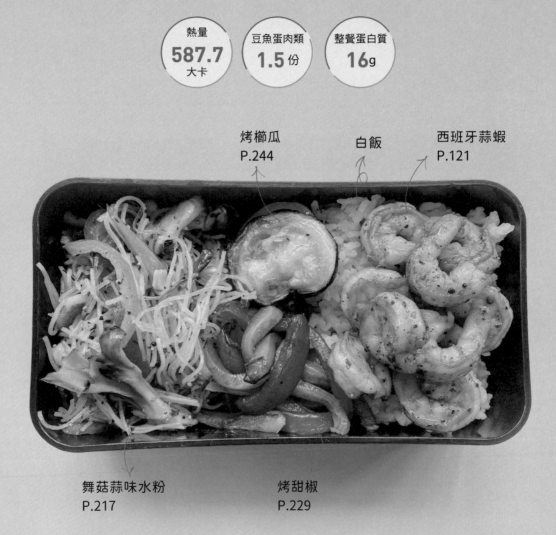

舞菇蒜味水粉
P.217

烤甜椒
P.229

西班牙蒜蝦的烹調速度快又美味，搭配兩道使用烤箱的蔬菜：烤甜椒、櫛瓜，以及舞菇蒜味水粉，就能在短時間內迅速上菜。蔬菜的色彩搭配非常漂亮，紅、黃、綠相間，讓整道菜鮮豔亮眼。

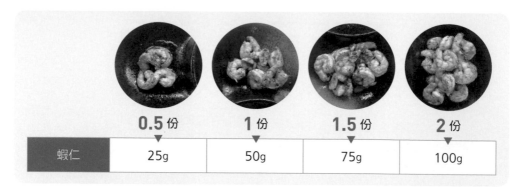

	0.5 份	1 份	1.5 份	2 份
蝦仁	25g	50g	75g	100g

整餐營養成分

熱量	蛋白質	碳水化合物	脂肪	鈉	鉀	鈣	磷
587.7 大卡	16 g	75.8 g	25.1 g	669.2 mg	462.7 mg	51 mg	134 mg

各類食物份數

全穀雜糧類	豆魚蛋肉類	蔬菜類	油脂類	低蛋白熱量補充品
台農 82 號米	蝦仁	綠櫛瓜 0.5 份 / 紅椒 + 黃椒 0.5 份 / 舞菇 + 青椒 + 紅椒 0.5 份	植物油	水粉
3 份	1.5 份	1.5 份	5 份	69.6 大卡

主菜營養成分

熱量	蛋白質	碳水化合物	脂肪	鈉	鉀	鈣	磷
139.8 大卡	10.4 g	1.9 g	9.9 g	346.5 mg	43.3 mg	36.2 mg	76.6 mg

主菜各類食物份數

全穀雜糧類	豆魚蛋肉類	蔬菜類	油脂類	低蛋白熱量補充品
0 份	1.5 份	0 份	2 份	0 大卡

西班牙蒜蝦

主菜

1 人份 ・8 分鐘

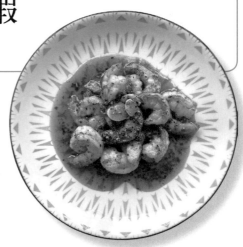

蝦仁含有一定的鹽分，因此調味時需要謹慎，只需少量添加鹽來提味，以避免過度攝取鈉離子。而西班牙蒜蝦的烹調所需的油脂，恰好符合腎友對油脂的需求。

食材

蝦仁 75g

蒜片 2g

洗蝦仁用
（不列入營養成分計算）

太白粉 15g

調味料

鹽 0.2g

黑胡椒 1g

義式香料 0.3g

乾辣椒粉 0.3g

蒜香油 10g

步驟

1 蝦仁先用太白粉搓揉，可以去除表面的泥沙和腥味，同時也能增加其彈性和口感。

2 蝦仁用水洗乾淨，並用紙巾擦乾。

3 熱鍋下油，放入蒜片及乾辣椒粉。

4 煎至蒜片稍微變色後加入蝦仁，並將其兩面煎紅。

5 接著加入鹽、黑胡椒及義式香料、蒜香油拌炒即可起鍋。

* 蝦仁膨縮率約 66%，烹煮後重量 50 公克。

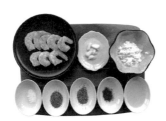

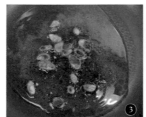

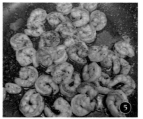

Tips　乾辣椒粉可依口味調整，若不吃辣可以不加。

胡椒蝦飯

熱量
565.5
大卡

豆魚蛋肉類
1.5 份

整餐蛋白質
16.6g

星洲炒粄條
P.218

清炒蘆筍
P.246

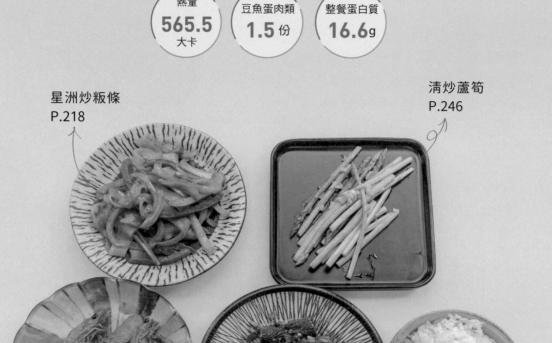

胡椒蝦
P.124

蒜香茄子
P.231

白飯

這一餐搭配了蝦子的紅、茄子的紫、蘆筍的綠、咖哩粉的黃，色彩鮮明、刺激食慾！自己滿喜歡餐點中出現蝦子，料理中只要有一隻蝦子出現，就會讓整個餐點的感覺變豐盛，不妨可以嘗試看看！

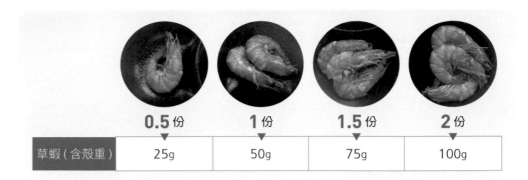

	0.5 份	**1 份**	**1.5 份**	**2 份**
草蝦 (含殼重)	25g	50g	75g	100g

整餐營養成分

熱量	蛋白質	碳水化合物	脂肪	鈉	鉀	鈣	磷
565.5 大卡	16.6 g	79.5 g	20.5 g	539.8 mg	457.6 mg	68.7 mg	176.7 mg

各類食物份數

全穀雜糧類	豆魚蛋肉類	蔬菜類	油脂類	低蛋白熱量補充品
台農 82 號米	蝦	茄子 0.5 份 / 蘆筍 0.5 份 / 紅椒 + 黃椒 + 洋蔥 0.5 份	植物油	粄條 1 份 + 糖 0.5g
3 份	1.5 份	1.5 份	4 份	74 大卡

主菜營養成分

熱量	蛋白質	碳水化合物	脂肪	鈉	鉀	鈣	磷
98.2 大卡	10 g	1.6 g	5.4 g	263.5 mg	57.4 mg	3.5 mg	110.8 mg

主菜各類食物份數

全穀雜糧類	豆魚蛋肉類	蔬菜類	油脂類	低蛋白熱量補充品
0 份	1.5 份	0 份	1 份	0 大卡

主菜

胡椒蝦

1 人份 ・8 分鐘

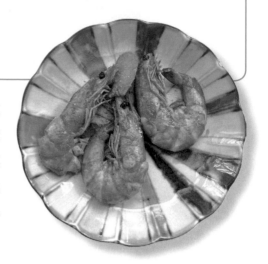

豆魚蛋肉類使用蝦子，在份數計算上很簡單，帶殼重一隻蝦子 25g，就是 1/2 份的豆魚蛋肉類，想要搭配其他的豆魚蛋肉類時就可以很簡易的換算。要記得不要吃蝦頭，就不用擔心膽固醇過量喔！

食材

蝦（帶殼重）75g
薑片 6g

調味料

鹽 0.5g
白胡椒 0.6g
米酒 3g
水 10g
植物油 5g

步驟

1 熱鍋下油，放入薑片煎至香味飄出，再倒入水、米酒、鹽、白胡椒。

2 煮沸騰後加入蝦子拌炒。

3 將蝦子拌熟，調料收汁即可起鍋。

* 胡椒蝦膨縮率約 90%，烹調後重量 67.5g。

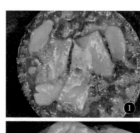

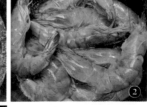

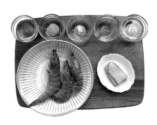

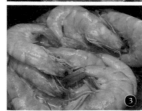

124

香煎鮭魚飯

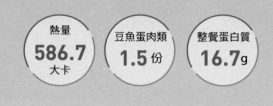

熱量	豆魚蛋肉類	整餐蛋白質
586.7 大卡	**1.5** 份	**16.7**g

香煎鮭魚　　　　　　　　胡蘿蔔炒芥藍菜　　　　泰式酸辣粉絲
P.127　　　　　　　　　　P.242　　　　　　　　　P.220

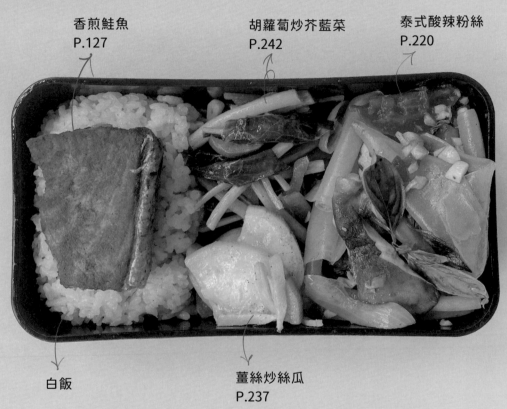

白飯　　　　　　　　　　薑絲炒絲瓜
　　　　　　　　　　　　P.237

鮭魚的肉質鮮美，入口即化，且通常較少有魚刺，是老少咸宜的食材。購買鮭魚時可以由鮭魚的外觀來判斷新鮮度，新鮮的鮭魚會有明亮的色澤及彈性，且魚皮會緊附著在魚肉上，聞起來會有淡淡的海洋氣息，若魚味過於強或腥臭，可能就是鮭魚不新鮮了。

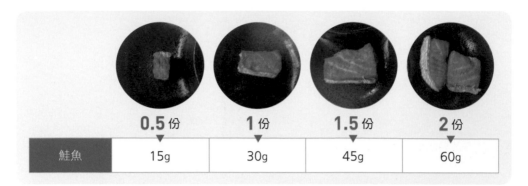

鮭魚	0.5 份 15g	1 份 30g	1.5 份 45g	2 份 60g

整餐營養成分

熱量	蛋白質	碳水化合物	脂肪	鈉	鉀	鈣	磷
586.7 大卡	16.7 g	77.7 g	23.8 g	536.1 mg	592.9 mg	96 mg	163.9 mg

各類食物份數

全穀雜糧類	豆魚蛋肉類	蔬菜類	油脂類	低蛋白熱量補充品
台農 82 號米	鮭魚	胡蘿蔔 + 芥藍菜 0.5 份 / 絲瓜 0.5 份 / 牛番茄 + 鮑魚菇 + 洋蔥 0.5 份	植物油	捲吧捲吧粉絲 1 份 + 糖 2g
3 份	1.5 份	1.5 份	4 份	78 大卡

主菜營養成分

熱量	蛋白質	碳水化合物	脂肪	鈉	鉀	鈣	磷
117.2 大卡	11 g	0.4 g	7.7 g	228.2 mg	202.4 mg	4.4 mg	111.9 mg

主菜各類食物份數

全穀雜糧類	豆魚蛋肉類	蔬菜類	油脂類	低蛋白熱量補充品
0 份	1.5 份	0 份	1 份	0 大卡

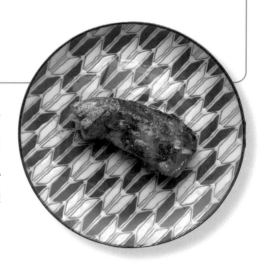

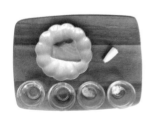

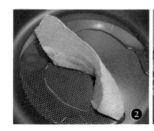 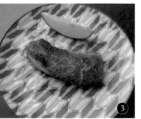

主菜 香煎鮭魚

1 人份 · 8 分鐘

鮭魚是一種營養豐富的食物,它含有許多對人體有益的營養素,尤其是富含 omega-3 不飽和脂肪酸中的 EPA 和 DHA。這些脂肪酸對於我們的身體非常有益,是健康油脂的良好來源。

食材

鮭魚 45g

檸檬 3g

調味料

鹽 0.5g

白胡椒 0.3g

植物油 5g

步驟

1 先將鮭魚雙面撒上鹽及白胡椒,並醃製 10 分鐘。

2 熱鍋下油轉中大火,放入鮭魚,雙面各煎 2 分鐘即可起鍋。

3 食用時可以淋上檸檬汁一起吃。

* 鮭魚膨縮率約 85%,烹調後重量 38g。

Tips 為了使鮭魚更加美味,在煎之前先用鹽和白胡椒進行醃製,於中高火下煎煮,每面大約需要兩分鐘,具體時間可以根據鮭魚的大小和厚度進行調整。鮭魚起鍋時可以再淋上鍋內的一點油,吃起來會更為鮮美。

香酥鯛魚片飯

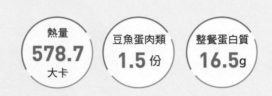

熱量	豆魚蛋肉類	整餐蛋白質
578.7 大卡	**1.5** 份	**16.5**g

烤櫛瓜
P.244

蔬菜什錦炒炊粉
P.219

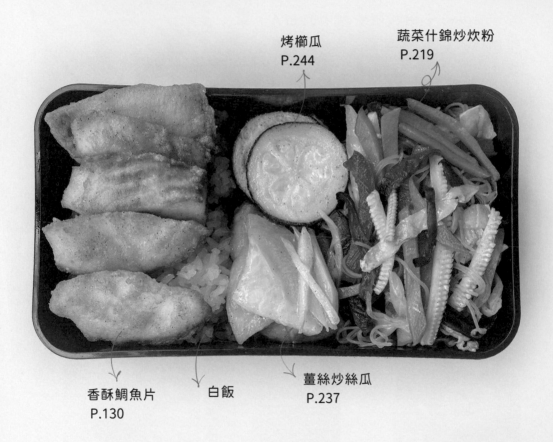

香酥鯛魚片
P.130

白飯

薑絲炒絲瓜
P.237

鯛魚片是非常容易烹煮的料理，只需要將鯛魚切成薄片並醃製，然後在下鍋之前裹上地瓜粉即可。地瓜粉是一種低氮澱粉，所以很適合使用在料理中，且將鯛魚片裹上地瓜粉後煎製，可以讓鯛魚片外脆內嫩，味道更加美味。

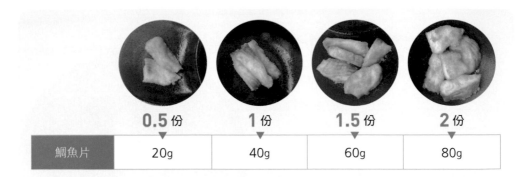

	0.5 份 ▼	**1 份** ▼	**1.5 份** ▼	**2 份** ▼
鯛魚片	20g	40g	60g	80g

整餐營養成分

熱量	蛋白質	碳水化合物	脂肪	鈉	鉀	鈣	磷
578.7 大卡	16.5 g	79.4 g	22.3 g	587.4 mg	564.7 mg	37.8 mg	154.7 mg

各類食物份數

全穀雜糧類	豆魚蛋肉類	蔬菜類	油脂類	低蛋白熱量補充品
台農 82 號米	鯛魚	綠櫛瓜 0.5 份 / 絲瓜 0.5 份 / 高麗菜 + 黑木耳 + 胡蘿蔔 + 玉米筍 + 紅椒 0.5 份	植物油	炊粉 1 份 + 地瓜粉 3g
3 份	1.5 份	1.5 份	4 份	90.2 大卡

主菜營養成分

熱量	蛋白質	碳水化合物	脂肪	鈉	鉀	鈣	磷
132.7 大卡	11 g	6 g	7.2 g	263.5 mg	206.5 mg	11.1 mg	99.9 mg

主菜各類食物份數

全穀雜糧類	豆魚蛋肉類	蔬菜類	油脂類	低蛋白熱量補充品
0 份	1.5 份	0 份	1 份	17.9 大卡

香酥鯛魚片

1 人份 · 8 分鐘

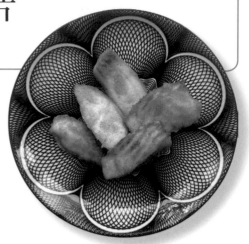

台灣鯛是經過改良的吳郭魚品種，全年均有供應，相當普遍易購買。其營養價值豐富，包含維生素 B12 與維生素 B6 等多種營養素。

食材

鯛魚片 60g

調味料

鹽 0.6g

白胡椒 0.3g

米酒 3g

地瓜粉 5g

植物油 5g

步驟

1 先將鯛魚片切小片，再用鹽、白胡椒、米酒抓醃 10 分鐘。

2 接著將鯛魚兩面裹上地瓜粉。

3 熱鍋下油，放入鯛魚片將兩面煎至金黃即可起鍋。

＊鯛魚片膨縮率約 80%，烹調後重量 48g。

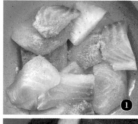
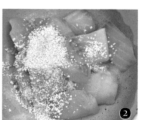
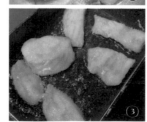
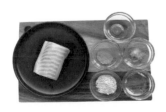

香煎鱈魚飯

熱量
588.6
大卡

豆魚蛋肉類
1.5 份

整餐蛋白質
15.5g

蒜炒小松菜
P.243

白飯

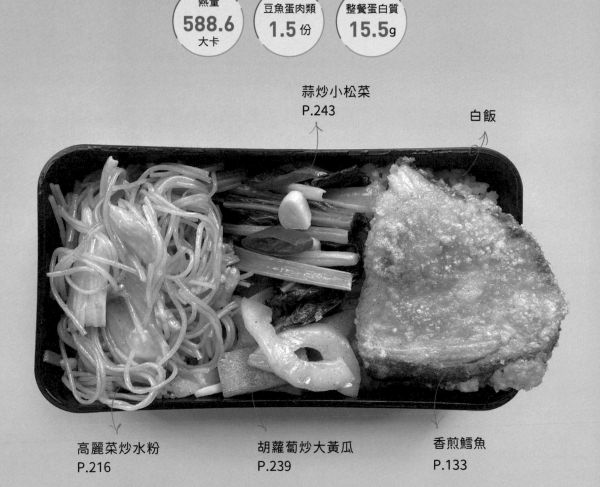

高麗菜炒水粉
P.216

胡蘿蔔炒大黃瓜
P.239

香煎鱈魚
P.133

這餐使用鱈魚作為豆魚蛋肉類的食材，每份鱈魚的生重量為 45 公克，1.5 份即為 67.5 公克，裹上地瓜粉煎過後，讓鱈魚看起來像是整塊魚排，分量感十足。鱈魚富含不飽和脂肪酸和維生素 A、D，是很棒的食材，適合當作主菜。

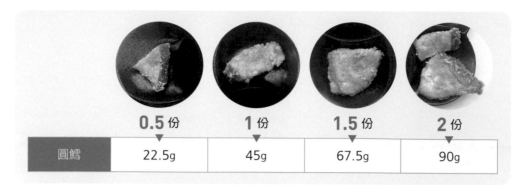

	0.5 份	1 份	1.5 份	2 份
圓鱈	22.5g	45g	67.5g	90g

整餐營養成分

熱量	蛋白質	碳水化合物	脂肪	鈉	鉀	鈣	磷
588.6 大卡	15.5 g	83.8 g	22.2 g	660.2 mg	389.5 mg	83 mg	143.7 mg

各類食物份數

全穀雜糧類	豆魚蛋肉類	蔬菜類	油脂類	低蛋白熱量補充品
台農 82 號米	鱈魚	胡蘿蔔 + 大黃瓜 0.5 份 / 小松菜 0.5 份 / 高麗菜 + 胡蘿蔔 0.5 份	植物油	水粉 1 份 + 地瓜粉 6g
3 份	1.5 份	1.5 份	4 份	91.1 大卡

主菜營養成分

熱量	蛋白質	碳水化合物	脂肪	鈉	鉀	鈣	磷
131.8 大卡	9.9 g	8.2 g	6.7 g	270.4 mg	77.2 mg	7.4 mg	92.9 mg

主菜各類食物份數

全穀雜糧類	豆魚蛋肉類	蔬菜類	油脂類	低蛋白熱量補充品
0 份	1.5 份	0 份	1 份	21.5 大卡

主菜

香煎鱈魚

1 人份 ・10 分鐘

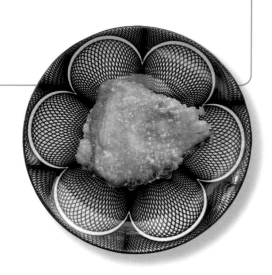

鱈魚肉質柔軟，不論是年長者或牙口不好的人，都能夠輕鬆品嚐。烹調時只需少量的鹽和白胡椒調味，再搭配地瓜粉半煎炸，鱈魚就更加美味可口了。

食材

鱈魚 67.5g

調味料

鹽 0.3g

白胡椒 0.6g

米酒 6g

地瓜粉 6g

植物油 5g

步驟

1 先將鱈魚洗淨後切適當大小。

2 用紙巾將鱈魚多餘的水分擦乾，接著用鹽、白胡椒及米酒抓醃。

3 將鱈魚兩面沾上地瓜粉，並等待反潮。

4 熱鍋下油，放入鱈魚煎至兩面金黃即可起鍋。

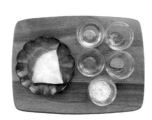

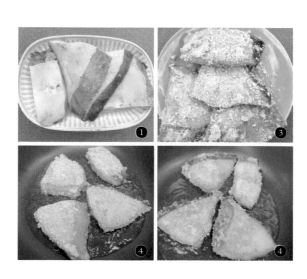

龍膽石斑飯

熱量
635.5
大卡

豆魚蛋肉類
1.5 份

整餐蛋白質
15.6g

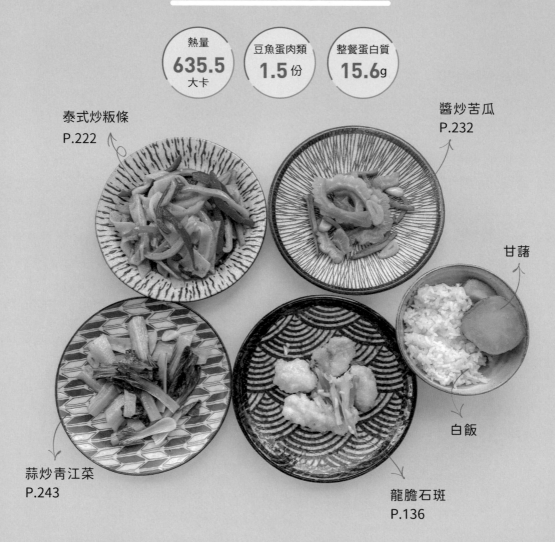

泰式炒粄條
P.222

醬炒苦瓜
P.232

甘藷

白飯

蒜炒青江菜
P.243

龍膽石斑
P.136

這道料理以裹粉後再煎的方式來料理龍膽石斑，帶來外酥內嫩的口感。一般的裹粉方式會使用麵粉和蛋液，然而麵粉中含有低生物價蛋白質，而且蛋液的使用會分散豆魚蛋肉類的分量，因此不太建議腎友使用這些方式來烹調。較好的選擇是使用地瓜粉，因為地瓜粉幾乎不含蛋白質，同時可以增加熱量的攝取，很適合腎友。如果地瓜粉不容易附著於魚肉上，也可以加入少量米酒，以增加粉的附著性。

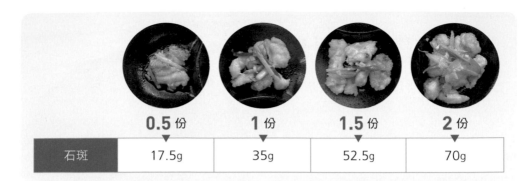

石斑	0.5 份	1 份	1.5 份	2 份
	17.5g	35g	52.5g	70g

整餐營養成分

熱量	蛋白質	碳水化合物	脂肪	鈉	鉀	鈣	磷
635.5 大卡	15.6 g	86.8 g	25 g	606.4 mg	673.4 mg	87.5 mg	160 mg

各類食物份數

全穀雜糧類	豆魚蛋肉類	蔬菜類	油脂類	低蛋白熱量補充品
台農 82 號米 2 份 + 黃肉甘藷 1 份	龍膽石斑	青江菜 0.5 份 / 苦瓜 0.5 份 / 紅椒 + 黃椒 + 青椒 0.5 份	植物油	粄條 1 份 + 糖 2.5g+ 地瓜粉 6g
3 份	1.5 份	1.5 份	4 份	109.5 大卡

主菜營養成分

熱量	蛋白質	碳水化合物	脂肪	鈉	鉀	鈣	磷
169.8 大卡	10.4 g	9.8 g	9.3 g	263.2 mg	197.3 mg	13.1 mg	85.8 mg

主菜各類食物份數

全穀雜糧類	豆魚蛋肉類	蔬菜類	油脂類	低蛋白熱量補充品
0 份	1.5 份	0 份	1 份	27.5 大卡

龍膽石斑

1 人份 · 10 分鐘

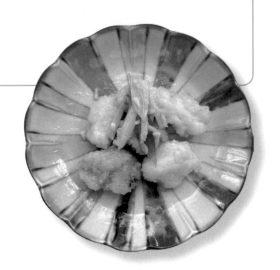

龍膽石斑是一種肉質細嫩的深海魚類，皮 Q 有彈性且刺較少，非常適合吞嚥不良的人食用。

食材

龍膽石斑 52.5g

薑絲 3g

蒜末 3g

蔥段 3g

抓醃調味料

米酒 3g

地瓜粉 6g

調味料

鹽 0.5g

糖 1.5g

味醂 3g

水 10g

植物油 5g

步驟

1 先將龍膽石斑切成一片一片，用米酒抓拌一下後加入地瓜粉攪拌。

2 熱鍋下一半油 2.5g，放入魚片小火煎熟備用。

3 另起鍋加入剩下的油，放入薑絲、蒜末爆香，接著倒入鹽、糖、味醂、蔥段及水一起煮滾。

4 最後放入魚片拌煮一下即可起鍋。

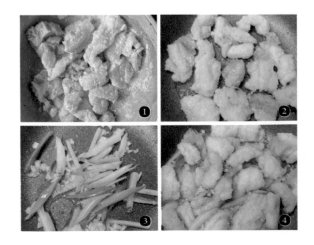

蔥燒土魠魚飯

熱量	豆魚蛋肉類	整餐蛋白質
652.7 大卡	**1.5** 份	**17.3** g

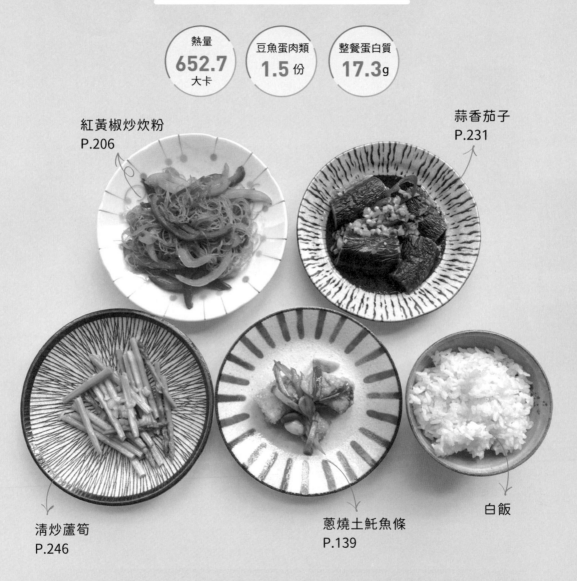

紅黃椒炒炊粉
P.206

蒜香茄子
P.231

清炒蘆筍
P.246

蔥燒土魠魚條
P.139

白飯

土魠魚是富含 DHA、EPA 等不飽和脂肪酸油脂的食材，對於腦部及心血管都很有益處。新鮮的土魠魚肉質按壓有彈性，放置或冷凍久了，肉質就會變軟，挑選時可以多加注意。土魠魚肉質細緻且沒有小刺，很適合牙口不好的人食用。

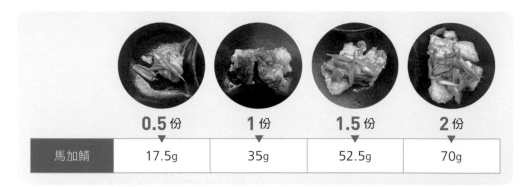

	0.5 份	1 份	1.5 份	2 份
馬加鯖	17.5g	35g	52.5g	70g

整餐營養成分

熱量	蛋白質	碳水化合物	脂肪	鈉	鉀	鈣	磷
652.7 大卡	17.3 g	88.8 g	25.5 g	595.6 mg	687.7 mg	64.7 mg	225.1 mg

各類食物份數

全穀雜糧類	豆魚蛋肉類	蔬菜類	油脂類	低蛋白熱量補充品
台農 82 號米	十魠魚	蘆筍 0.5 份 / 茄子 0.5 份 / 紅椒 + 黃椒 0.5 份	植物油	炊粉 1 份 + 地瓜粉 6g+ 糖 0.5g
3 份	1.5 份	1.5 份	4 份	95.7 大卡

主菜營養成分

熱量	蛋白質	碳水化合物	脂肪	鈉	鉀	鈣	磷
181.1 大卡	11.1 g	9.1 g	10.5 g	272.6 mg	291.2 mg	9.4 mg	160.4 mg

主菜各類食物份數

全穀雜糧類	豆魚蛋肉類	蔬菜類	油脂類	低蛋白熱量補充品
0 份	1.5 份	0 份	1 份	21.5 大卡

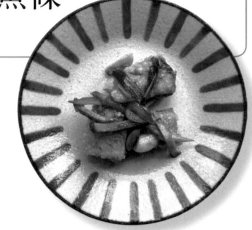

蔥燒土魠魚條

主菜

1 人份 ・ 15 分鐘

使用地瓜粉抓醃可以讓魚在煎煮後仍保持重量，同時地瓜粉也是低氮澱粉的一種，能增加熱量的補充，是很適合腎友的一種烹調方式。

食材

土魠魚 52.5g

蔥段 3g

薑片 3g

蒜片 3g

醃魚調味料

鹽 0.3g

米酒 3g

地瓜粉 6g

調味料

醬油 3g

味醂 3g

白胡椒 0.3g

水 10g

植物油 5g

步驟

1 先將土魠魚切片，接著用鹽、米酒抓醃 15 分鐘，並裹上地瓜粉待反潮。

2 熱鍋下油，放入土魠魚條煎熟後盛起備用。

3 原鍋放入蔥、薑、蒜拌炒後，加入醬油、味醂、白胡椒及水一起熬煮。

4 將醬汁淋上土魠魚條即完成。

* 土魠魚膨縮率約 100%，烹煮後重量相同。

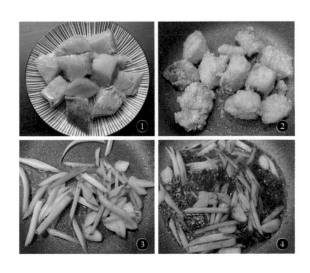

醬炒透抽飯

醬炒透抽
P.142

蒜香辣油炒炊粉
P.215

蒜炒白莧菜
P.234

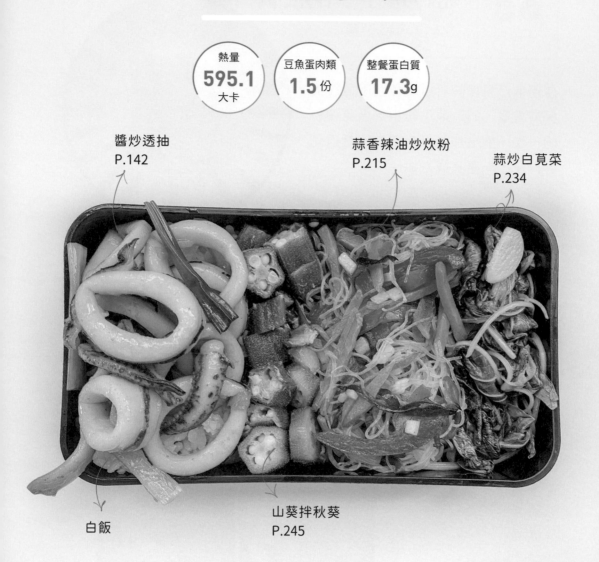

白飯

山葵拌秋葵
P.245

自己滿喜歡使用海鮮例如透抽、蝦、蚵仔來當主菜，通常海鮮一份的克數會比魚類多。透抽一份生重 45 公克，使用 1.5 份就有 67.5 公克，看起來非常豐盛！

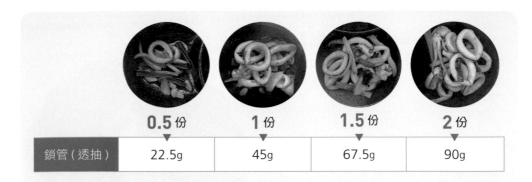

	0.5 份	1 份	1.5 份	2 份
鎖管（透抽）	22.5g	45g	67.5g	90g

整餐營養成分

熱量	蛋白質	碳水化合物	脂肪	鈉	鉀	鈣	磷
595.1 大卡	17.3 g	88.2 g	20.3 g	693.9 mg	610 mg	145.7 mg	190.7 mg

各類食物份數

全穀雜糧類	豆魚蛋肉類	蔬菜類	油脂類	低蛋白熱量補充品
台農 82 號米	透抽	秋葵 0.5 份 / 白莧菜 0.5 份 / 胡蘿蔔 + 黑木耳 + 紅椒 0.5 份	植物油	炒粉 1 份 + 砂糖 2g
3 份	1.5 份	1.5 份	4 份	80.3 大卡

主菜營養成分

熱量	蛋白質	碳水化合物	脂肪	鈉	鉀	鈣	磷
115 大卡	11.2 g	6.3 g	5.3 g	335 mg	156.4 mg	14.6 mg	121.1 mg

主菜各類食物份數

全穀雜糧類	豆魚蛋肉類	蔬菜類	油脂類	低蛋白熱量補充品
0 份	1.5 份	0 份	1 份	8 大卡

醬炒透抽

1 人份 ・8 分鐘

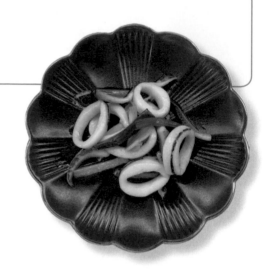

醬炒透抽的風味層次豐富，透抽的鮮甜與焦糖的香甜融合在一起，加上蔥的清香，和醬油、味醂的醇厚口感，讓人垂涎三尺，很適合搭配米飯一起享用，美味又營養。

食材

透抽 67.5g

蒜片 3g

蔥段 6g（蔥白、蔥綠分開）

調味料

醬油 4g

糖 2g

味醂 2g

植物油 5g

步驟

1 將透抽去除內臟後，洗淨切成圈狀，並用紙巾吸乾水分備用。

2 熱鍋下油，放入蒜片及蔥白爆香。

3 接著加入切成圈狀的透抽，拌炒至半熟後倒入糖炒至焦糖色。

4 加入蔥青、醬油、味醂拌炒後即可起鍋。

* 透抽膨縮率約 80%，烹煮後重量 54g。

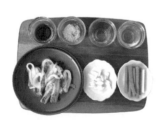

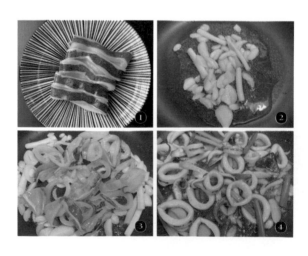

三杯透抽飯

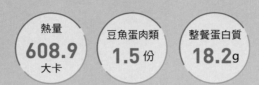

熱量	豆魚蛋肉類	整餐蛋白質
608.9 大卡	**1.5** 份	**18.2**g

甜椒炒水粉
P.213

開陽白菜
P.240

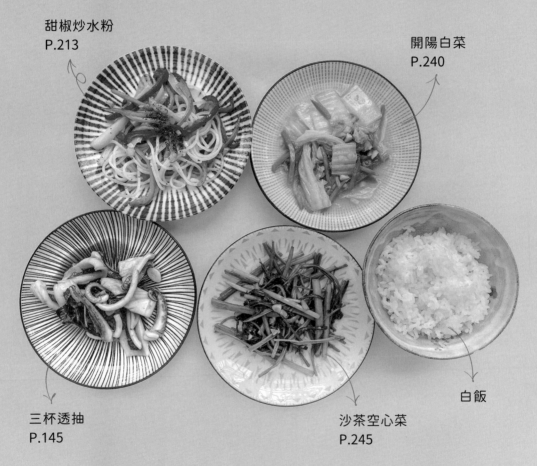

三杯透抽
P.145

沙茶空心菜
P.245

白飯

三杯透抽使用了三種重要的調味料，包括醬油、米酒和麻油，加上拌炒後的蒜片、薑片及九層塔，讓整道菜散發出豐富的口感和香氣。海鮮如透抽比起肉類，鈉含量比較高，因此調味料的使用就會減量。運用海鮮本身的鹹味及辛香料搭配，就能讓整道菜很美味。

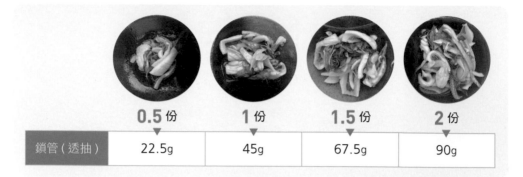

	0.5 份	1 份	1.5 份	2 份
鎖管（透抽）	22.5g	45g	67.5g	90g

整餐營養成分

熱量	蛋白質	碳水化合物	脂肪	鈉	鉀	鈣	磷
608.9 大卡	18.2 g	84.3 g	22.6 g	698.5 mg	523.4 mg	82.9 mg	188.2 mg

各類食物份數

全穀雜糧類	豆魚蛋肉類	蔬菜類	油脂類	低蛋白熱量補充品
台農 82 號米	透抽	空心菜 0.5 份 / 包心白菜 0.5 份 / 紅椒 + 黃椒 + 青椒 0.5 份	植物油	炊粉 1 份 + 冰糖 2g+ 太白粉 3g
3 份	1.5 份	1.5 份	4 份	87.7 大卡

主菜營養成分

熱量	蛋白質	碳水化合物	脂肪	鈉	鉀	鈣	磷
113.4 大卡	11.2 g	5.1 g	5.3 g	291.4 mg	136.9 mg	14.1 mg	118.2 mg

主菜各類食物份數

全穀雜糧類	豆魚蛋肉類	蔬菜類	油脂類	低蛋白熱量補充品
0 份	1.5 份	0 份	1 份	7.7 大卡

三杯透抽

主菜

1 人份 ・10 分鐘

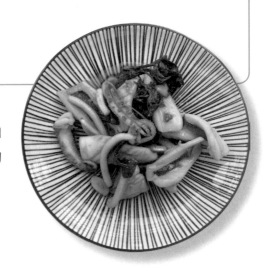

在烹調過程中，冰糖的加入，讓透抽帶有微甜的味道，是非常開胃下飯的美味佳餚。

食材

透抽 67.5g

九層塔 3g

蒜片 3g

薑片 3g

調味料

醬油 3g

冰糖 2g

米酒 3g

麻油 5g

步驟

1 將透抽去除內臟後，洗淨切成片狀，並用紙巾吸乾水分備用。

2 熱鍋下油，倒入麻油小火煸炒薑片及蒜片。

3 放入透抽拌炒至快熟後，加入冰糖炒出糖色。

4 加入醬油及米酒拌炒，醬汁快收乾時放入九層塔炒勻。

* 透抽膨縮率約 84%，烹煮後重量 57g。

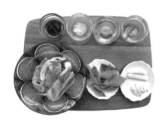

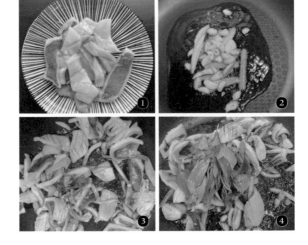

酥炸透抽飯

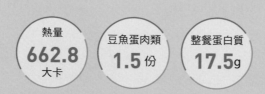

熱量	豆魚蛋肉類	整餐蛋白質
662.8 大卡	**1.5** 份	**17.5**g

泡菜炒綠豆粉絲
P.212

酥炸透抽
P.148

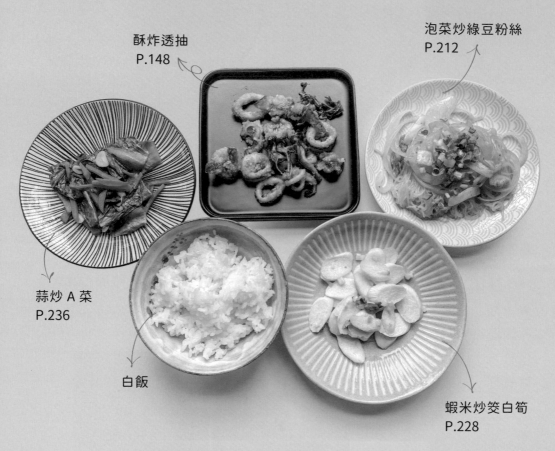

蒜炒 A 菜
P.236

白飯

蝦米炒筊白筍
P.228

透抽先以蒜泥、薑泥、鹽、糖、白胡椒和五香粉調味醃製，讓這道料理可以有更多層次的風味。將這些調味料與地瓜粉混合後，包覆在透抽的表面上，可以形成一層保護膜，讓透抽在半煎炸的過程中不會縮小，而是保持飽滿的狀態，這樣的酥炸透抽既美味又令人滿足！

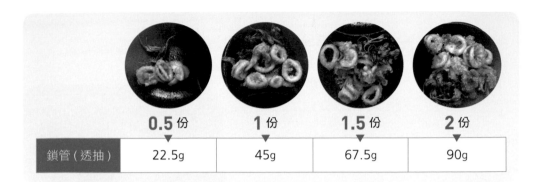

	0.5 份	1 份	1.5 份	2 份
鎖管（透抽）	22.5g	45g	67.5g	90g

整餐營養成分

熱量	蛋白質	碳水化合物	脂肪	鈉	鉀	鈣	磷
662.8 大卡	17.5 g	93.4 g	25.3 g	654 mg	611.7 mg	70.5 mg	194.2 mg

各類食物份數

全穀雜糧類	豆魚蛋肉類	蔬菜類	油脂類	低蛋白熱量補充品
台農 82 號米	透抽	本島萵苣 + 胡蘿蔔 0.5 份 / 筊白筍 0.5 份 / 洋蔥 + 泡菜 0.5 份	植物油	綠豆粉絲 1 份 + 砂糖 2g+ 地瓜粉 15g
3 份	1.5 份	1.5 份	5 份	130.4 大卡

主菜營養成分

熱量	蛋白質	碳水化合物	脂肪	鈉	鉀	鈣	磷
206.8 大卡	11.3 g	17.6 g	10.4 g	328 mg	143.4 mg	21.5 mg	119.5 mg

主菜各類食物份數

全穀雜糧類	豆魚蛋肉類	蔬菜類	油脂類	低蛋白熱量補充品
0 份	1.5 份	0 份	2 份	61.6 大卡

主菜

酥炸透抽

1 人份 ・ 10 分鐘

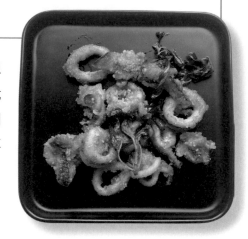

酥炸透抽是一道極具魅力的菜餚，讓人想起炸鹹酥雞的美味。酥炸透抽的調味，我們選擇運用蒜泥、薑泥搭配鹽、糖、白胡椒及五香粉。白胡椒及五香粉本身幾乎不含鹽分，有些調味料如胡椒鹽、椒鹽粉，所含的鹽分就很高，就比較不建議使用。

食材

透抽 67.5g

蒜泥 3g

薑泥 3g

九層塔 3g

調味料

鹽 0.4g

糖 2g

白胡椒 0.3g

五香粉 0.3g

地瓜粉 15g

植物油 10g

步驟

1 透抽去除內臟後，洗淨切成圈狀，並用紙巾吸乾水分備用。

2 取一小碗，放入蒜泥、薑泥、鹽、糖、白胡椒、五香粉及地瓜粉（5g）混合，接著加入切成圈狀的透抽抓醃，並靜置數分鐘。

3 醃好後，將透抽沾上地瓜粉（10g）後等待反潮。

4 熱油鍋，透抽下鍋後先不動，使其成型，並炸至金黃色，最後放入九層塔炸香即可撈起。

* 透抽膨縮率約 100%，烹煮後重量 67.5g。

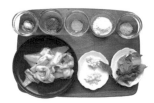

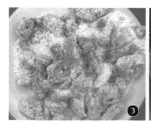

❸

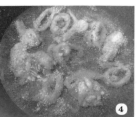

❹

蔥蒜蚵仔飯

熱量
632
大卡

豆魚蛋肉類
1.5 份

整餐蛋白質
16.5 g

蔥蒜牡蠣
P.151

清炒水耕菜
P.241

白飯

蒜香茄子
P.231

星洲炒粄條
P.218

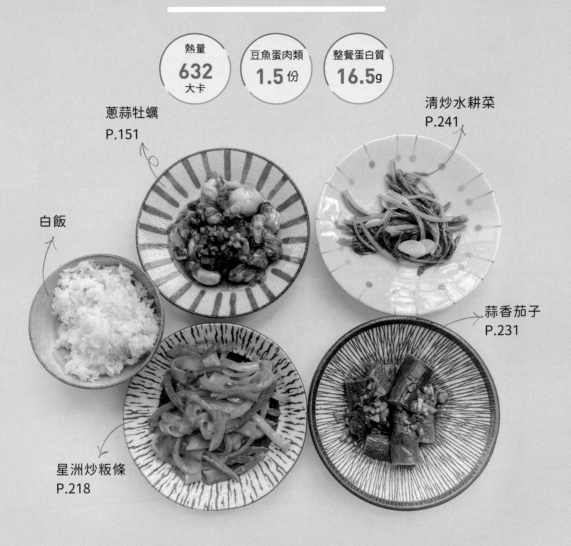

牡蠣是一種低膽固醇的海鮮,含有單元不飽和脂肪酸、omega-3 脂肪酸和鋅。每份牡蠣的重量約為 70 公克,而 1.5 份的牡蠣重約為 105 公克,可供食用的分量豐富,是非常棒的食材。不過,川燙方式容易讓牡蠣縮水,因此需要在牡蠣表面上確實裹上太白粉,這樣燙完牡蠣後仍會保持圓胖的形狀。

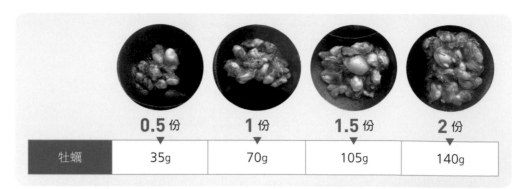

	0.5 份	1 份	1.5 份	2 份
牡蠣	35g	70g	105g	140g

整餐營養成分

熱量	蛋白質	碳水化合物	脂肪	鈉	鉀	鈣	磷
632 大卡	16.5 g	97.7 g	21.9 g	602.3 mg	813.3 mg	149.7 mg	214.8 mg

各類食物份數

全穀雜糧類	豆魚蛋肉類	蔬菜類	油脂類	低蛋白熱量補充品
台農 82 號米	牡蠣	茄子 0.5 份 / 水耕菜 0.5 份 / 紅椒＋黃椒＋洋蔥 0.5 份	植物油	粄條 1 份 + 太白粉 12g+ 砂糖 0.3g
3 份	1.5 份	1.5 份	4 份	114.7 大卡

主菜營養成分

熱量	蛋白質	碳水化合物	脂肪	鈉	鉀	鈣	磷
164.5 大卡	10.3 g	19.5 g	6.7 g	326.3 mg	267.4 mg	97.8 mg	145.5 mg

主菜各類食物份數

全穀雜糧類	豆魚蛋肉類	蔬菜類	油脂類	低蛋白熱量補充品
0 份	1.5 份	0 份	1 份	41.5 大卡

蔥蒜蚵仔

主菜

1 人份 ・10 分鐘

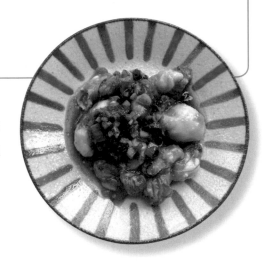

我喜歡用蒜蓉醬油來搭配牡蠣，因為蔥、薑、蒜和辣椒所帶來的香氣和味道，可以讓牡蠣更美味！

食材

牡蠣 105g

蔥花 3g

薑末 3g

蒜末 3g

辣椒末 1.5g

調味料

醬油 4g

味醂 4g

白胡椒 0.3g

太白粉 12g

植物油 5g

步驟

1 先將牡蠣洗淨後瀝乾，加入太白粉混合均勻，稍微放置一下待反潮。

2 接著煮一鍋滾水，加入牡蠣燙至變白且浮起就可以撈起。

3 蒜蓉醬油製作：熱鍋下油，放入蔥花、薑末、蒜末、辣椒末拌炒，再加入醬油、味醂、白胡椒攪拌。

4 將醬汁淋上牡蠣就可以上桌囉。

＊牡蠣膨縮率約 100％，烹調後重量 105g。

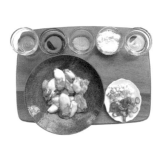

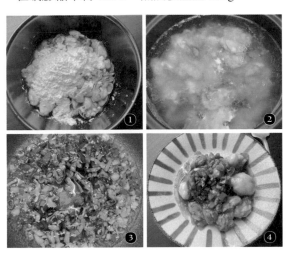

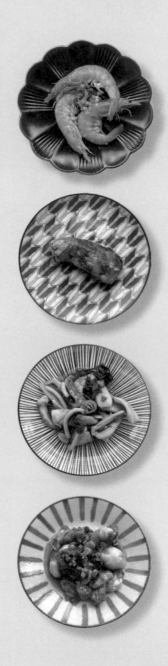

蛋類
健康餐

五色飯

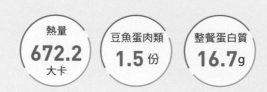

熱量
672.2
大卡

豆魚蛋肉類
1.5 份

整餐蛋白質
16.7 g

四季豆炒粉絲
P.211

蛋鬆
P.256

醬炒絞肉
P.156

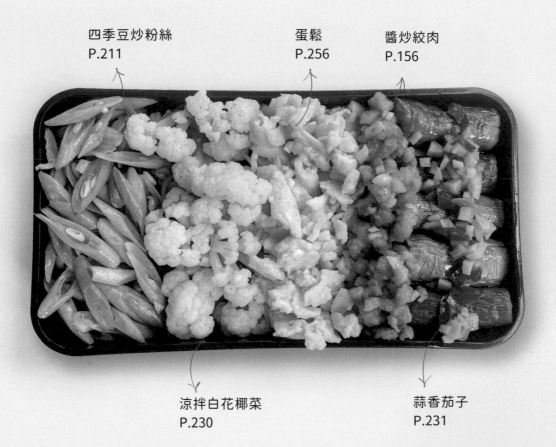

涼拌白花椰菜
P.230

蒜香茄子
P.231

在設計食譜時，我習慣使用 1.5 份的蔬菜，並用三種不同顏色的蔬菜來做搭配。因此，我改良了常見的三色飯，製作出了五色飯，使用了雞蛋的黃色、絞肉的褐色、茄子的紫色、白花椰菜的白色和四季豆的綠色。茄子的紫色搭配了涼拌醬汁中辣椒的紅色，使整個便當更具吸引力。

整餐營養成分

熱量	蛋白質	碳水化合物	脂肪	鈉	鉀	鈣	磷
672.2 大卡	16.7 g	86.2 g	29.3 g	666.1 mg	522.8 mg	68.7 mg	207.7 mg

各類食物份數

全穀雜糧類	豆魚蛋肉類	蔬菜類	油脂類	低蛋白熱量補充品
台農 82 號米	蛋 1 份 + 絞肉 0.5 份	白花椰菜 0.5 份 / 茄子 0.5 份 / 四季豆 + 黑木耳 + 玉米筍 0.5 份	植物油	綠豆粉絲 1 份 + 砂糖 1.5g+ 太白粉 3g
3 份	1.5 份	1.5 份	4 份	85.2 大卡

主菜（醬炒絞肉及蛋鬆）營養成分

熱量	蛋白質	碳水化合物	脂肪	鈉	鉀	鈣	磷
191.8 大卡	10.5 g	8.7 g	12.5 g	332.1 mg	143.8 mg	32.5 mg	143.7 mg

主菜（醬炒絞肉及蛋鬆）各類食物份數

全穀雜糧類	豆魚蛋肉類	蔬菜類	油脂類	低蛋白熱量補充品
0 份	1.5 份	0 份	1 份	16.4 大卡

蛋鬆

1 人份 · 3 分鐘

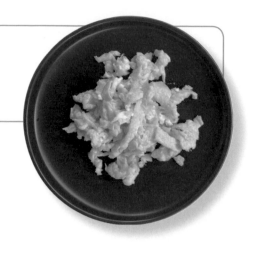

食材

雞蛋 1 顆（55g）

調味料

鹽 0.3g、味醂 2g、糖 0.5g、植物油 2.5g

步驟

1 取一小碗打入蛋，並加入鹽、味醂、糖調味。

2 熱鍋下油，轉小火熱鍋，並倒入蛋液，迅速用筷子畫圈攪拌，蛋汁快熟時關火，繼續畫圈攪拌至蛋熟即可起鍋。

 醬炒絞肉

1 人份 · 5 分鐘

食材

豬絞肉 17.5g、蒜末 3g

調味料

醬油 3g、味醂 2g、糖 1g、米酒 3g、太白粉 3g、植物油 2.5g

步驟

1 取一小碗，放入豬絞肉、醬油、米酒、味醂、糖及太白粉抓醃備用。

2 熱鍋下油，放入豬絞肉拌炒至熟起鍋。

Tips 絞肉有用太白粉抓醃，有一點保護膜的作用，不會因為煎炒，導致絞肉的體積縮太小。

蝦仁滑蛋燴菇菇飯

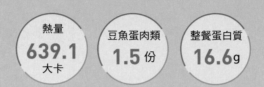

熱量	豆魚蛋肉類	整餐蛋白質
639.1 大卡	**1.5** 份	**16.6**g

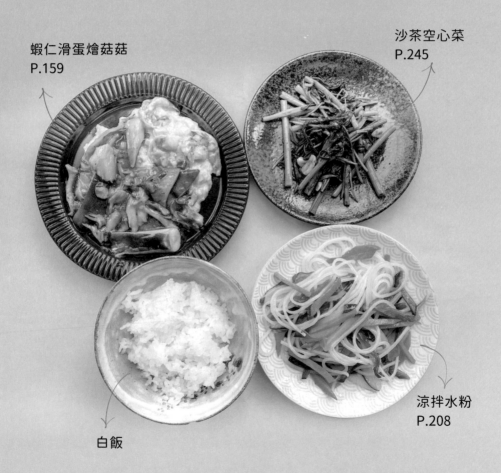

蝦仁滑蛋燴菇菇
P.159

沙茶空心菜
P.245

白飯

涼拌水粉
P.208

這道蝦仁滑蛋燴飯腎友版，使用了一份蛋，以及半份蝦仁。在設計腎友餐點時，首要目標是控制豆魚蛋肉類的分量，同時加入低蛋白熱量補充品來補充熱量，以達到低蛋白飲食的目標。食譜中使用了太白粉、油，以及低蛋白熱量補充品中的精緻糖，單獨使用糖，容易造成血糖浮動，但如果加入餐點內一同使用，透過餐點的複雜性（同時含有蛋白質及脂肪），就可以降低血糖的浮動。

整餐營養成分

熱量	蛋白質	碳水化合物	脂肪	鈉	鉀	鈣	磷
639.1 大卡	16.6 g	83.7 g	26.5 g	617.2 mg	485.7 mg	88.6 mg	183.8 mg

各類食物份數

全穀雜糧類	豆魚蛋肉類	蔬菜類	油脂類	低蛋白熱量補充品
台農 82 號米	蛋 1 份 + 蝦仁 0.5 份	鮑魚菇 + 舞菇 0.5 份 / 空心菜 0.5 份 / 黑木耳 + 胡蘿蔔 + 小黃瓜 0.5 份	植物油	水粉 1 份 + 糖 2g+ 太白粉 6g
3 份	1.5 份	1.5 份	4 份	98.4 大卡

主菜營養成分

熱量	蛋白質	碳水化合物	脂肪	鈉	鉀	鈣	磷
224 大卡	11.2 g	11.1 g	14.8 g	329.2 mg	247.3 mg	47.5 mg	144.1 mg

主菜各類食物份數

全穀雜糧類	豆魚蛋肉類	蔬菜類	油脂類	低蛋白熱量補充品
0 份	1.5 份	0.5 份	2 份	22.8 大卡

主菜	蝦仁滑蛋燴菇菇

1 人份・10 分鐘

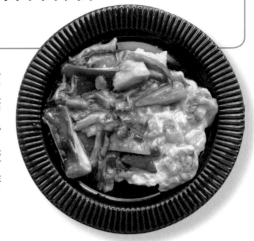

這道蝦仁滑蛋腎友版，使用了蛋白質含量較低的菇類：鮑魚菇及舞菇，菇類因為蛋白質含量高，腎友餐點很少使用，這兩個菇類的蛋白質含量較低，可以滿足想吃菇類的腎友，同時也含有豐富的膳食纖維及維生素。

食材

雞蛋 55g

蝦仁 25g

鮑魚菇 25g

舞菇 25g

蔥花 3g

調味料

鹽 0.2g

糖 0.5g

太白粉 6g+ 水 12g

黑胡椒 0.2g

醬油 2g

味醂 2g

白胡椒 0.2g

米酒 3g

水 20g

香油 5g

植物油 5g

步驟

1 取一小碗打入蛋，加入鹽、糖、一半的太白粉水，攪拌均勻備用。

2 熱鍋加入 2.5g 植物油，放入蝦仁拌炒至紅即盛起。

3 將蝦仁加入蛋液混合後下鍋，用小火慢慢炒蛋，炒到蛋半熟後關火，利用餘溫讓蛋熟化。

4 起一新鍋加入 2.5g 植物油，放入切成適當大小的舞菇及鮑魚菇，炒 2 分鐘後加入黑胡椒調味，炒至菇菇呈現焦糖色，倒入香油及蔥花拌炒。

5 接著加入醬油、味醂、白胡椒粉、米酒、水熬煮。

6 倒入剩下的太白粉水煮到收汁，起鍋將菇菇淋上滑蛋即完成。

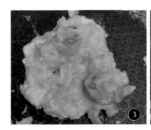
③

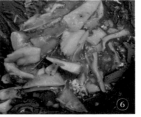
⑥

毛豆蛋捲飯

熱量
636.9
大卡

豆魚蛋肉類
1.5份

整餐蛋白質
16g

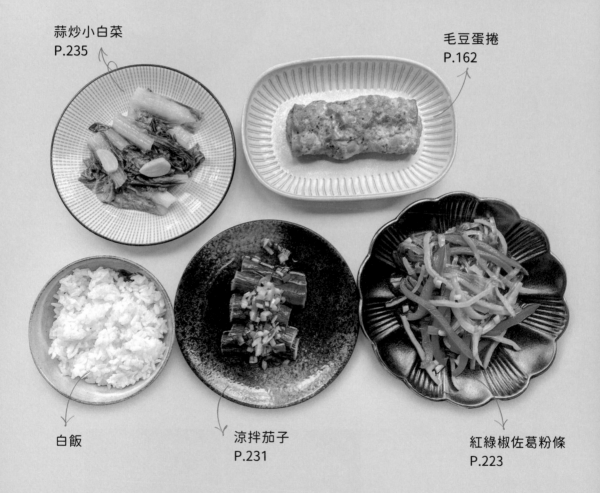

蒜炒小白菜
P.235

毛豆蛋捲
P.162

白飯

涼拌茄子
P.231

紅綠椒佐葛粉條
P.223

這餐的豆魚蛋肉類使用蛋 1 份及毛豆半份做成毛豆蛋捲，做蛋捲或炒蛋料理時，通常會加入牛奶增加嫩滑口感，但因為牛奶的磷含量高，且不易被磷結合劑結合，就不適合腎友添加。毛豆、黑豆、黃豆稱為大豆三兄弟，都是屬於豆魚蛋肉類，黃豆和黑豆只是種皮顏色不同，而毛豆則是八分熟就被摘下的黃豆，腎友使用毛豆通常會擔心鉀離子較高，但因毛豆會用滾水煮熟，鉀離子會流失到水中，就不用太擔心。

整餐營養成分

熱量	蛋白質	碳水化合物	脂肪	鈉	鉀	鈣	磷
636.9 大卡	16 g	83.4 g	27.8 g	570.7 mg	625.7 mg	101.8 mg	205.5 mg

各類食物份數

全穀雜糧類	豆魚蛋肉類	蔬菜類	油脂類	低蛋白熱量補充品
台農 82 號米	蛋 1 份 + 毛豆 0.5 份	茄子 0.5 份 / 小白菜 0.5 份 / 紅椒 + 青椒 0.5 份	植物油	葛粉條 1 份 + 砂糖 0.5g
3 份	1.5 份	1.5 份	4 份	70.6 大卡

主菜營養成分

熱量	蛋白質	碳水化合物	脂肪	鈉	鉀	鈣	磷
154.1 大卡	10.7 g	4.7 g	10.7 g	271.9 mg	238.1 mg	40.6 mg	153.1 mg

主菜各類食物份數

全穀雜糧類	豆魚蛋肉類	蔬菜類	油脂類	低蛋白熱量補充品
0 份	1.5 份	0 份	1 份	2 大卡

主菜 毛豆蛋捲

1 人份 ・10 分鐘

原來只需一顆蛋，就能輕鬆製作出
美味的蛋捲。這道料理以簡單的
鹽、糖和黑胡椒進行調味，搭配著
毛豆，蛋皮經過巧妙的三折工序，
成為一道口感十足的美味蛋捲。

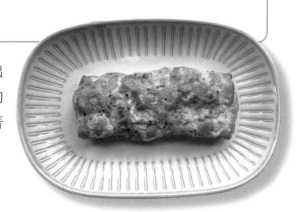

食材

雞蛋 55g
毛豆 25g

調味料

鹽 0.5g
糖 0.5g
黑胡椒 0.3g
植物油 5g

步驟

1 煮一鍋滾水，放入毛豆煮熟，約莫 5 分鐘，撈起
備用。

2 取一小碗打入蛋，並加入鹽、糖、黑胡椒及毛豆
攪拌均勻備用。

3 在預熱的玉子燒鍋中，加入植物油，將已調味的
蛋液倒入，煎至蛋底部成型。

4 蛋液表面還未凝固時，將四邊輕輕撥至易於挪動
後，把蛋液捲成三折即可起鍋。

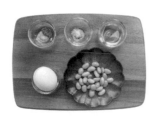

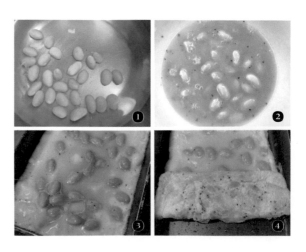

荷包蛋佐骰子牛飯

熱量
624.6
大卡

豆魚蛋肉類
1.5份

整餐蛋白質
16g

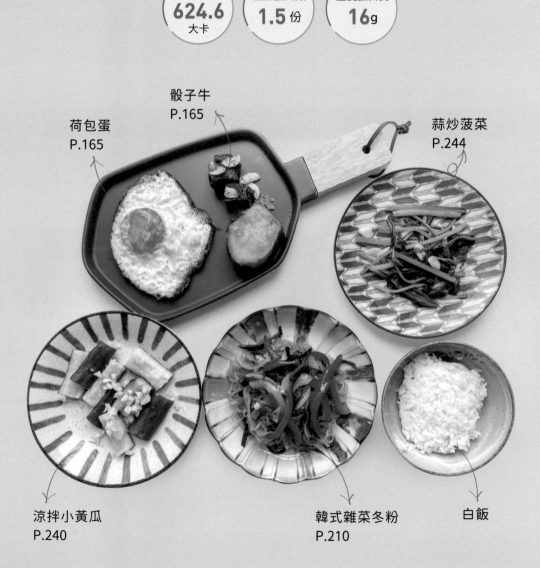

骰子牛
P.165

荷包蛋
P.165

蒜炒菠菜
P.244

涼拌小黃瓜
P.240

韓式雜菜冬粉
P.210

白飯

這餐的 1.5 份豆魚蛋肉類，使用 1 份蛋（1 顆），搭配半份骰子牛（20 公克），雖然半份骰子牛只有兩顆，但和煎得酥酥的荷包蛋搭配，仍然令人感到滿足。荷包蛋和骰子牛都是簡單烹調就很美味的主菜，非常適合當作快速料理。

在這餐中，使用了四種風味的油，包括香油、花椒油、芝麻油、蒜香油，藉此添加菜餚的風味，同時也可減少調味料的使用量。腎友需要攝取到足夠的熱量，而油脂的攝取就是一個很好的方式，因此多使用不同風味的油來搭配菜餚非常合適。

整餐營養成分

熱量	蛋白質	碳水化合物	脂肪	鈉	鉀	鈣	磷
624.6 大卡	16 g	78.3 g	28.1 g	638 mg	735.4 mg	121.1 mg	211.4 mg

各類食物份數

全穀雜糧類	豆魚蛋肉類	蔬菜類	油脂類	低蛋白熱量補充品
台農 82 號米 2 份 + 黃肉甘藷 1 份	蛋 1 份 + 去骨肩胛牛小排 0.5 份	小黃瓜 0.5 份 / 菠菜 0.5 份 / 胡蘿蔔 + 黑木耳 + 洋蔥 0.5 份	植物油	韓式冬粉 1 份 + 砂糖 2g
3 份	1.5 份	1.5 份	4 份	80 大卡

主菜營養成分

熱量	蛋白質	碳水化合物	脂肪	鈉	鉀	鈣	磷
170.1 大卡	10.6 g	2.1 g	13.5 g	243.3 mg	155.6 mg	31 mg	131.2 mg

主菜各類食物份數

全穀雜糧類	豆魚蛋肉類	蔬菜類	油脂類	低蛋白熱量補充品
0 份	1.5 份	0 份	1 份	0 大卡

蛋類健康餐

 荷包蛋

1 人份 · 3 分鐘

食材

雞蛋 55g

調味料

鹽 0.2g、白胡椒 0.1g、植物油 2.5g

步驟

1 熱鍋下油，待鍋熱後打入雞蛋。

2 蛋雙面煎熟後，撒上鹽及白胡椒調味即可起鍋。

 骰子牛

1 人份 · 3 分鐘

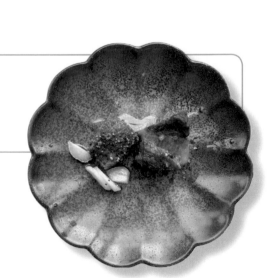

食材

骰子牛 20g、蒜片 3g

調味料

鹽 0.2g、黑胡椒 0.2g、植物油 2.5g

步驟

1 熱鍋下油，待鍋熱後放入骰子牛。

2 將骰子牛煎至想要的熟度，撒上鹽及黑胡椒調味即可起鍋。

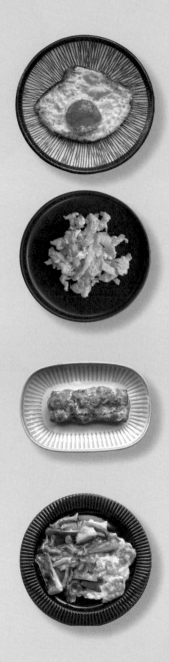

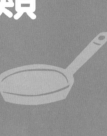

肉類健康餐

醬燒牛肉飯

熱量
649.3
大卡

豆魚蛋肉類
1.5 份

整餐蛋白質
16.9 g

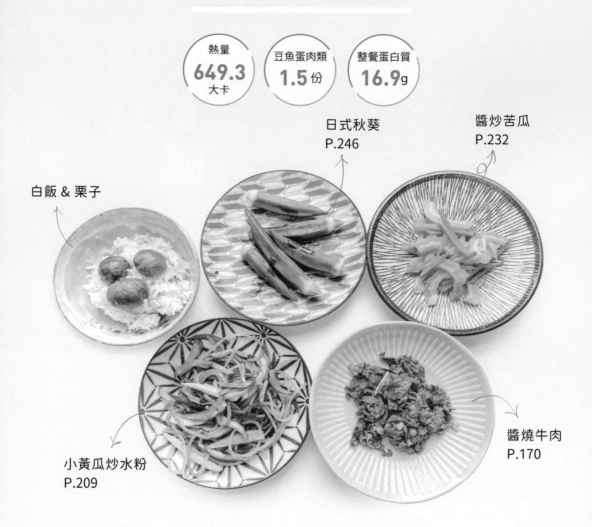

白飯 & 栗子

日式秋葵
P.246

醬炒苦瓜
P.232

小黃瓜炒水粉
P.209

醬燒牛肉
P.170

在料理肉類時，會先抓醃後再裹上太白粉，這樣可讓肉質更加軟嫩，也能增加熱量，並且在烹煮後能維持原本的重量，這是非常適合腎友的烹調方式！這道菜的醬料使用了辣油，而辣油有不同的口味，例如五香蒜辣油、小川椒辣油等，有些辣油真的很辣，有些則是麻而不辣。一般的辣醬不適合腎友食用，因為含鈉量過高，而辣油不僅不含鹽，還可以提供油脂的熱量，腎友可以嘗試使用辣油來調味菜餚，增加風味和口感。

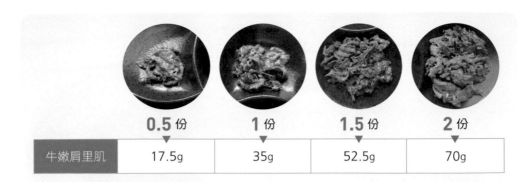

	0.5 份	1 份	1.5 份	2 份
牛嫩肩里肌	17.5g	35g	52.5g	70g

整餐營養成分

熱量	蛋白質	碳水化合物	脂肪	鈉	鉀	鈣	磷
649.3 大卡	16.9 g	87.5 g	26.7 g	597 mg	651 mg	85.4 mg	181 mg

各類食物份數

全穀雜糧類	豆魚蛋肉類	蔬菜類	油脂類	低蛋白熱量補充品
台農 82 號米 2 份 + 栗子 1 份	牛嫩肩里肌 火鍋片	秋葵 0.5 份 / 苦瓜 + 胡蘿蔔 0.5 份 / 小黃瓜 + 玉米筍 + 黑木耳 0.5 份	植物油	水粉 1 份 + 太白粉 3g+ 砂糖 1.5g
3 份	1.5 份	1.5 份	4 份	86 大卡

主菜營養成分

熱量	蛋白質	碳水化合物	脂肪	鈉	鉀	鈣	磷
175.3 大卡	10.8 g	8.7 g	10.9 g	239.9 mg	179.5 mg	7.1 mg	85.2 mg

主菜各類食物份數

全穀雜糧類	豆魚蛋肉類	蔬菜類	油脂類	低蛋白熱量補充品
0 份	1.5 份	0 份	1 份	14.4 大卡

醬燒牛肉

1 人份 ・10 分鐘

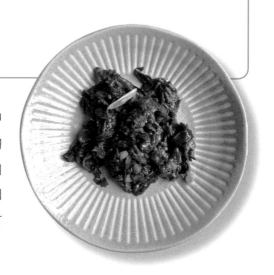

這道菜採用牛嫩肩里肌，屬於牛肉中油脂比較低的部位。相比之下，紐約客是中高脂，牛五花屬於超高脂的肉片，使用上會有動物性油脂（即飽和脂肪）比例過高的問題，所以在食材上比較不會選擇牛五花肉。

食材

牛嫩肩里肌火鍋片 52.5g

蔥段 3g

蒜末 2g

調味料

醬油 5g

味醂 4g

糖 1g

太白粉 3g

五香蒜辣油 2.5g

植物油 2.5g

步驟

1 取一小碗，放入牛肉片、蒜末、醬油、味醂、糖及辣油，抓醃後讓肉片吸收醬汁，再加入太白粉抓拌均勻，並靜置 10 分鐘。

2 熱鍋下油，放入牛肉片拌炒。

3 接著加入蔥段，拌炒後即可起鍋。

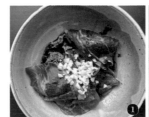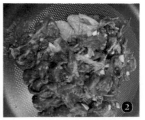

Tips 若不使用五香蒜辣油，植物油 2.5g 可以改成 5g，才能攝取到差不多的熱量。

蔥爆牛肉飯

熱量
603.4
大卡

豆魚蛋肉類
1.5 份

整餐蛋白質
17.1 g

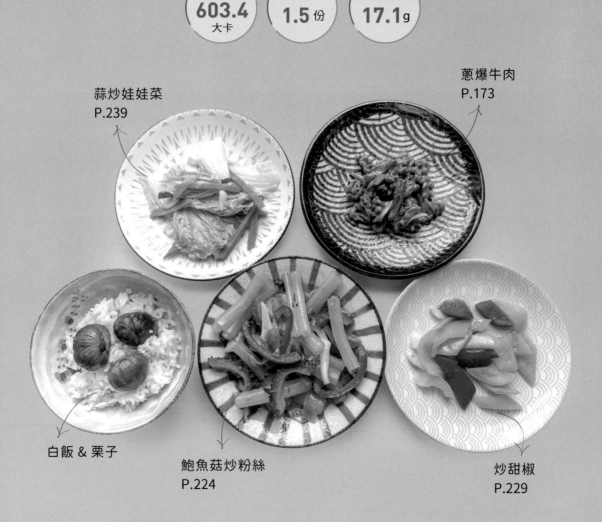

蒜炒娃娃菜
P.239

蔥爆牛肉
P.173

白飯 & 栗子

鮑魚菇炒粉絲
P.224

炒甜椒
P.229

蔥爆牛肉是一道受到大眾喜愛的美食，而在鹽分的設限下，我們運用了辛香料，例如蔥、薑、蒜和辣椒等來增加菜餚的風味，搭配適量的醬油、素蠔油和白胡椒，呈現出美味又好下飯的主菜。

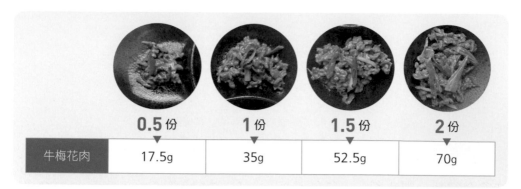

	0.5 份	1 份	1.5 份	2 份
牛梅花肉	17.5g	35g	52.5g	70g

整餐營養成分

熱量	蛋白質	碳水化合物	脂肪	鈉	鉀	鈣	磷
603.4 大卡	17.1 g	83.3 g	22.6 g	654.4 mg	781 mg	47.7 mg	183 mg

各類食物份數

全穀雜糧類	豆魚蛋肉類	蔬菜類	油脂類	低蛋白熱量補充品
台農 82 號米 2 份 + 栗子 1 份	牛梅花肉火鍋片	娃娃菜 + 胡蘿蔔 0.5 份 / 紅椒 + 黃椒 + 青椒 0.5 份 / 山苦瓜 + 鮑魚菇 + 紅椒 0.5 份	植物油	捲吧捲吧粉絲 1 份 + 太白粉 3g
3 份	1.5 份	1.5 份	4 份	80.4 大卡

主菜營養成分

熱量	蛋白質	碳水化合物	脂肪	鈉	鉀	鈣	磷
144.1 大卡	11.2 g	8.2 g	7 g	290.5 mg	247.9 mg	12.8 mg	102.7 mg

主菜各類食物份數

全穀雜糧類	豆魚蛋肉類	蔬菜類	油脂類	低蛋白熱量補充品
0 份	1.5 份	0 份	1 份	10.4 大卡

蔥爆牛肉

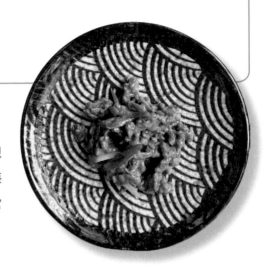

主菜

1 人份 ・10 分鐘

這道蔥爆牛肉使用的是牛梅花肉片，許多人聽到「梅花肉」，往往會聯想到是油脂含量很高的部位，但是牛梅花肉卻是一種油脂極低的肉品，非常特別！

食材

牛梅花肉片 52.5g

蒜末 3g

蔥白 3g

蔥段 3g

薑絲 2g

辣椒片 2g

醃料

米酒 3g

太白粉 3g

調味料

味醂 3g

醬油 3g

素蠔油 3g

白胡椒 0.2g

植物油 5g

步驟

1 取一小碗，放入牛肉片和米酒抓醃後，加入太白粉混合攪拌。

2 熱鍋下油，放入蒜末、蔥白、薑絲爆香。

3 接著加入牛肉片、醬油、味醂、素蠔油及白胡椒拌炒。

4 起鍋前加入蔥段、辣椒片，拌炒一下即可起鍋。

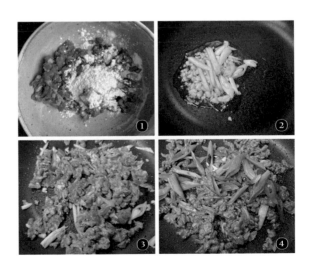

香煎菲力牛排飯

熱量
621.4
大卡

豆魚蛋肉類
1.5 份

整餐蛋白質
17.3g

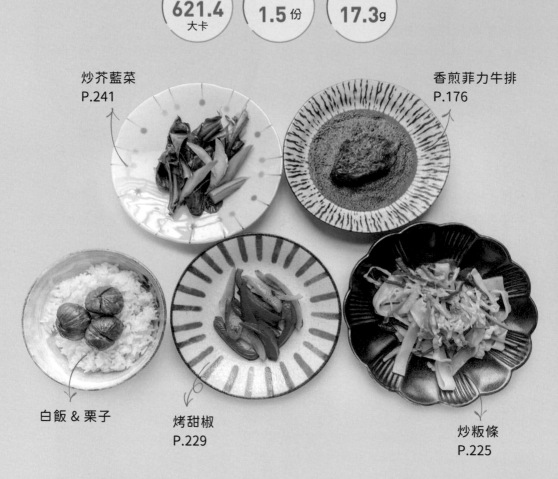

炒芥藍菜
P.241

香煎菲力牛排
P.176

白飯 & 栗子

烤甜椒
P.229

炒粄條
P.225

吃牛排時很多人喜歡選擇無骨牛小排，這個部位的肉質嫩滑可口，但事實上卻含有超高的脂肪比例，且飽和脂肪含量也很高，對於心血管健康是比較不好的。相對而言，菲力牛排、嫩煎里肌（板腱）、去骨紐約客牛排則是較好的選擇，因為含有較少的動物性油脂，並且可加上植物油來煎，整體的油脂來源搭配會較理想。對於腎友而言，建議選擇含有較少動物性油脂的部位，並且適量攝取。

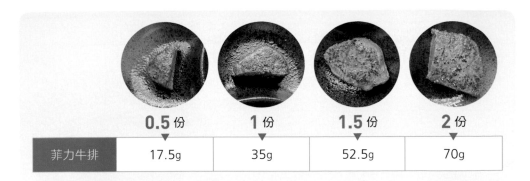

	0.5 份	**1 份**	**1.5 份**	**2 份**
菲力牛排	17.5g	35g	52.5g	70g

整餐營養成分

熱量	蛋白質	碳水化合物	脂肪	鈉	鉀	鈣	磷
621.4 大卡	17.3 g	78.4 g	26.4 g	523 mg	730.2 mg	130 mg	171.6 mg

各類食物份數

全穀雜糧類	豆魚蛋肉類	蔬菜類	油脂類	低蛋白熱量補充品
台農 82 號米 2 份 + 栗子 1 份	菲力牛排	紅椒 + 黃椒 0.5 份 / 芥藍菜 0.5 份 / 胡蘿蔔 + 黑木耳 + 高麗菜 0.5 份	植物油	粄條 1 份 + 砂糖 0.2g
3 份	1.5 份	1.5 份	4 份	72.8 大卡

主菜營養成分

熱量	蛋白質	碳水化合物	脂肪	鈉	鉀	鈣	磷
142 大卡	10.9 g	0.3 g	10.6 g	142.2 mg	193 mg	3.4 mg	85 mg

主菜各類食物份數

全穀雜糧類	豆魚蛋肉類	蔬菜類	油脂類	低蛋白熱量補充品
0 份	1.5 份	0 份	1 份	0 大卡

香煎菲力牛排

1 人份 ・ 15 分鐘

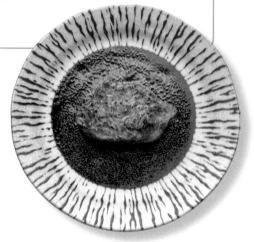

菲力牛排屬於牛肉中脂肪含量最低、肉質嫩的部位之一。在烹調菲力牛排時,需要將表面的水分吸乾,因為牛排表面有水分容易引起油花的濺射,且若有水分,在煎的時候會轉化成蒸氣,影響鍋子與牛排的接觸,就沒辦法煎出牛排漂亮的焦糖色。

食材

菲力牛排 52.5g

調味料

鹽 0.3g

黑胡椒 0.3g

無鹽奶油 3g

植物油 2.5g

步驟

1 先用紙巾將菲力牛排表面的水分吸乾。

2 熱鍋下油,加熱冒煙後放入牛小排,以中大火兩面各煎 20 ～ 30 秒起鍋靜置 10 分鐘。

3 在原鍋放入奶油,以及靜置過後的牛排,兩面煎至想要的熟度,撒上鹽及黑胡椒即可起鍋。

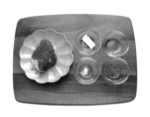

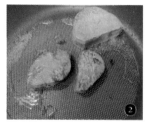

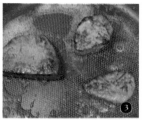

Tips 在煎牛排時,建議先大火煎,然後靜置 10 分鐘,最後再以中火繼續煎烤到想要的熟度。先大火煎可以讓牛排外層有漂亮的焦糖色,進而鎖住肉汁,這時汁液會向肉質的中心集中,而靜置 10 分鐘能讓肉質更加均勻的受熱,並讓肉汁重新分散,這樣牛排就會更加嫩滑多汁,保持美味的口感。

青椒炒肉絲飯

熱量
611.8
大卡

豆魚蛋肉類
1.5 份

整餐蛋白質
16g

白飯

甘藷

木耳炒炊粉
P.226

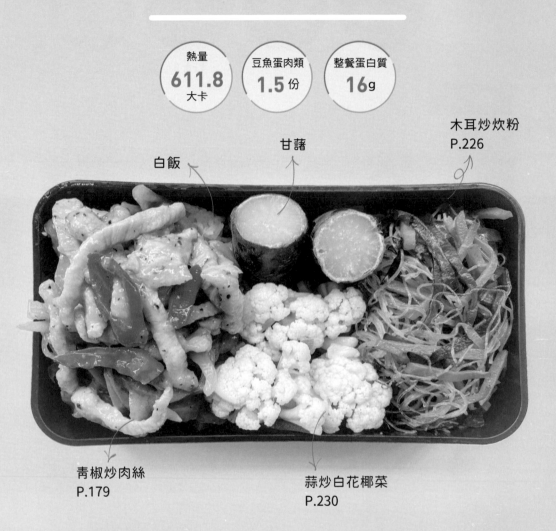

青椒炒肉絲
P.179

蒜炒白花椰菜
P.230

青椒炒肉絲主要使用的部位是豬後腿肉，為了讓肉絲更加軟嫩入味，可以使用調味料和太白粉來抓醃。太白粉在抓醃的過程中能夠吸住並鎖住肉質中的水分，這使得肉絲具有嫩滑的口感。這種抓醃方式對於慢性腎臟病患者來說特別適合，因為太白粉幾乎不含蛋白質，同時還能提供熱量。青椒炒肉絲是很簡單的家常菜，除了使用豬後腿肉，也可以嘗試使用其他肉類，如雞肉或牛肉，來增添不同的口味變化。

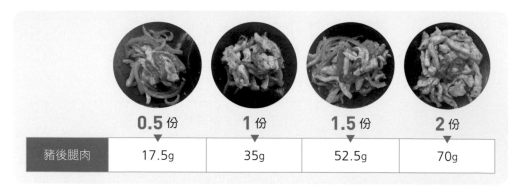

	0.5 份	1 份	1.5 份	2 份
豬後腿肉	17.5g	35g	52.5g	70g

整餐營養成分

熱量	蛋白質	碳水化合物	脂肪	鈉	鉀	鈣	磷
611.8 大卡	16 g	85.8 g	22.8 g	594.1 mg	681.7 mg	63.2 mg	177 mg

各類食物份數

全穀雜糧類	豆魚蛋肉類	蔬菜類	油脂類	低蛋白熱量補充品
台農 82 號米 2 份 + 黃肉甘藷 1 份	豬後腿肉	青椒 0.5 份 / 白花椰菜 + 胡蘿蔔 0.5 份 / 胡蘿蔔 + 黑木耳 0.5 份	植物油	炊粉 1 份 + 砂糖 0.5g+ 太白粉 3g
3 份	1.5 份	1.5 份	4 份	84.7 大卡

主菜營養成分

熱量	蛋白質	碳水化合物	脂肪	鈉	鉀	鈣	磷
199.5 大卡	11.6 g	9.7 g	12.4 g	282.4 mg	308.1 mg	9.9 mg	115.3 mg

主菜各類食物份數

全穀雜糧類	豆魚蛋肉類	蔬菜類	油脂類	低蛋白熱量補充品
0 份	1.5 份	0.5 份	2 份	12.4 大卡

主菜

青椒炒肉絲

1 人份 ・10 分鐘

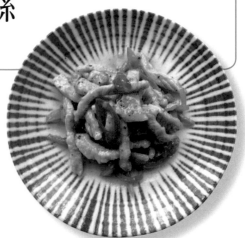

這道菜的特點在於青椒的清爽和肉絲的鮮嫩，也可以根據個人喜好加入其他蔬菜，如紅黃椒或胡蘿蔔，增加菜餚的營養價值和色彩。

食材

豬後腿肉絲 52.5g

青椒絲 50g

辣椒片 3g

醃料

醬油 2g

米酒 3g

糖 0.5g

黑胡椒 0.5g

白芝麻油 5g

太白粉 3g

調味料

醬油 2g

素蠔油 2g

味醂 2g

植物油 5g

步驟

1 取一小碗，放入豬肉絲和抓醃調味料混合攪拌備用。

2 熱鍋下油，放入青椒絲，稍微拌炒至微軟即可起鍋。

3 原鍋放入豬肉絲拌炒，並炒至表面變白後加入辣椒片輕拌。

4 將青椒、醬油、素蠔油、味醂加入鍋中拌炒後即可起鍋。

* 豬後腿肉膨縮率約為 95%，烹煮後重量為 50g。

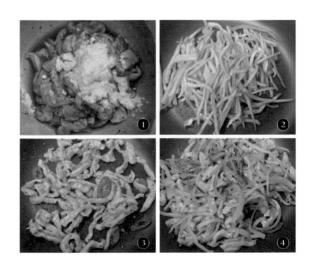

塔香豬肉飯

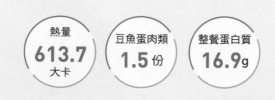

熱量
613.7
大卡

豆魚蛋肉類
1.5 份

整餐蛋白質
16.9 g

萵苣炒鮑魚菇
P.236

塔香豬肉
P.182

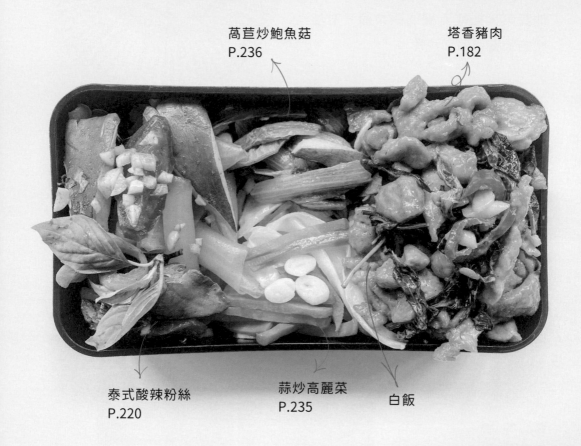

泰式酸辣粉絲
P.220

蒜炒高麗菜
P.235

白飯

這道塔香豬肉，以九層塔、蒜末和紅辣椒來增添香氣，豬肉先以糖、白胡椒、米酒和太白粉醃製，賦予肉質柔嫩口感，煎炒後加入醬油和素蠔油，最適合搭配白飯，是一道令人愛不釋口的家常美味。

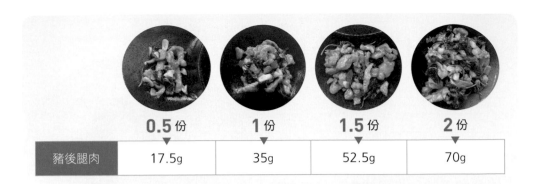

	0.5 份	1 份	1.5 份	2 份
豬後腿肉	17.5g	35g	52.5g	70g

整餐營養成分

熱量	蛋白質	碳水化合物	脂肪	鈉	鉀	鈣	磷
613.7 大卡	16.9 g	85.2 g	22.7 g	586.7 mg	626 mg	54.1 mg	160.6 mg

各類食物份數

全穀雜糧類	豆魚蛋肉類	蔬菜類	油脂類	低蛋白熱量補充品
台農 82 號米	豬後腿肉	高麗菜 + 胡蘿蔔 0.5 份 / 結球萵苣 + 鮑魚菇 0.5 份 / 牛番茄 + 鮑魚菇 + 洋蔥 0.5 份	植物油	捲吧捲吧粉絲 1 份 + 太白粉 3g + 砂糖 3g
3 份	1.5 份	1.5 份	4 份	92.4 大卡

主菜營養成分

熱量	蛋白質	碳水化合物	脂肪	鈉	鉀	鈣	磷
145.2 大卡	11.3 g	7.2 g	7.1 g	282.3 mg	237.4 mg	13.5 mg	109.3 mg

主菜各類食物份數

全穀雜糧類	豆魚蛋肉類	蔬菜類	油脂類	低蛋白熱量補充品
0 份	1.5 份	0 份	1 份	14.4 大卡

塔香豬肉

主菜 | 1 人份 ・10 分鐘

塔香豬肉是我外食時吃到的一道菜，
覺得非常美味，後來成為我常料理的
便當菜之一。

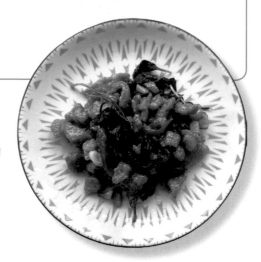

食材

豬後腿肉絲 52.5g
蒜片 3g
辣椒片 2.5g
九層塔 5g

醃料

糖 1g
白胡椒 0.5g
太白粉 3g
米酒 5g

調味料

醬油 3g
素蠔油 3g
植物油 5g

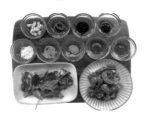

步驟

1 豬肉絲先用糖、白胡椒、米酒及太白粉抓醃。

2 熱鍋下油，放入蒜片及辣椒片爆香，接著加入
　豬肉絲拌炒。

3 肉絲炒至七分熟後加入醬油、素蠔油拌炒。

4 起鍋前放入九層塔拌炒即可上桌。

　* 豬肉絲膨縮率約為 95%，烹煮後重量為 50g。

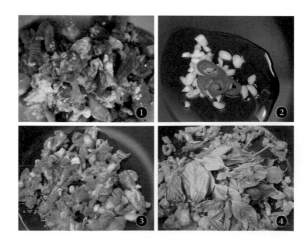

辣味噌豬肉飯

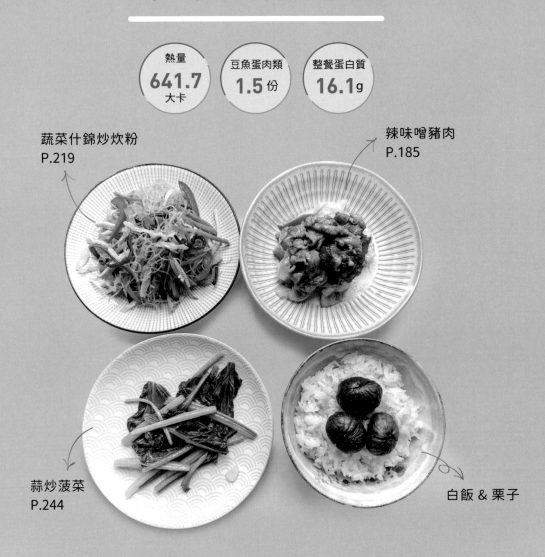

熱量
641.7
大卡

豆魚蛋肉類
1.5 份

整餐蛋白質
16.1 g

蔬菜什錦炒炊粉
P.219

辣味噌豬肉
P.185

蒜炒菠菜
P.244

白飯 & 栗子

「味噌」聽起來就感覺是很鹹的調味料，的確有些味噌的鹹度真的很高，無法使用。而這道辣味噌豬肉使用的是十全味噌，1 公克的味噌含 45 毫克的鈉，跟 0.1 公克的鹽鈉含量相近。此外，內容物也不含磷添加劑。自己在選擇調味料的時候，通常會以 0.1 公克鹽的鈉含量當作基準點，使用多樣化的調味料也能讓餐點更美味可口。

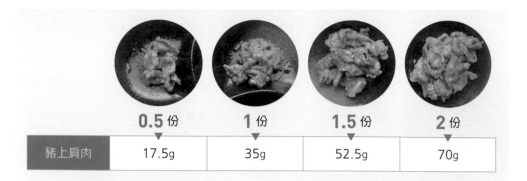

	0.5 份	1 份	1.5 份	2 份
豬上肩肉	17.5g	35g	52.5g	70g

整餐營養成分

熱量	蛋白質	碳水化合物	脂肪	鈉	鉀	鈣	磷
641.7 大卡	16.1 g	82.9 g	27.3 g	569.5 mg	644.3 mg	78.2 mg	132.8 mg

各類食物份數

全穀雜糧類	豆魚蛋肉類	蔬菜類	油脂類	低蛋白熱量補充品
台農 82 號米 2 份 + 栗子 1 份	豬上肩肉	高麗菜 + 胡蘿蔔 0.5 份 / 菠菜 0.5 份 / 高麗菜 + 黑木耳 + 胡蘿蔔 + 玉米筍 + 紅椒 0.5 份	植物油	炊粉 1 份 + 太白粉 4.5g+ 砂糖 1.5g
3 份	1.5 份	1.5 份	4 份	93.9 大卡

主菜營養成分

熱量	蛋白質	碳水化合物	脂肪	鈉	鉀	鈣	磷
248.3 大卡	11.1 g	10.7 g	17.4 g	258.1 mg	295.7 mg	25.4 mg	92.4 mg

主菜各類食物份數

全穀雜糧類	豆魚蛋肉類	蔬菜類	油脂類	低蛋白熱量補充品
0 份	1.5 份	0.5 份	2 份	21.6 大卡

辣味噌豬肉

主菜

1 人份 ・20 分鐘

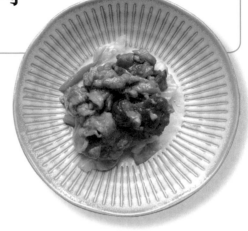

豬上肩肉，俗稱梅花肉，因其獨特的肥瘦分布形成了迷人的梅花紋路，這一部位的豬肉融合了肥肉和瘦肉，屬於中脂的部分，搭配辣味噌來烹調，相當好吃。

食材

梅花薄切肉片 52.5g

高麗菜 40g

胡蘿蔔 10g

醃料

蒜末 3g

味噌 1.5g

白胡椒 0.5g

糖 1.5g

太白粉 4.5g

米酒 3g

香油 2.5g

調味料

醬油 2g

味噌 1.5g

辣油 2.5g

植物油 5g

步驟

1 取一小碗，放入豬肉片、蒜末、味噌、白胡椒、糖、米酒、香油及太白粉混合攪拌，抓醃 15 分鐘備用。

2 起一鍋滾水，放入切成適當大小的高麗菜及胡蘿蔔粗絲燙熟備用。

3 熱鍋下油，放入豬肉片煎熟。

4 放入高麗菜及胡蘿蔔拌炒後，倒入醬油、味噌及辣油再炒一下即可起鍋。

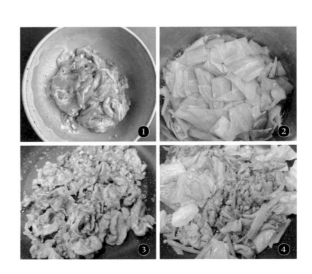

椒鹽豬肉飯

熱量
590.2
大卡

豆魚蛋肉類
1.5 份

整餐蛋白質
16.8g

炒甜椒
P.229

椒鹽豬
P.188

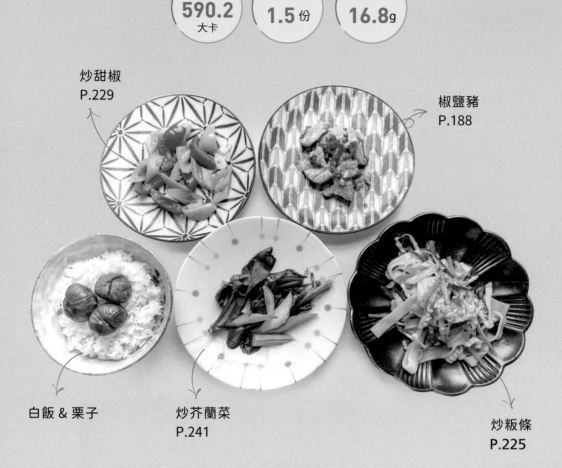

白飯 & 栗子

炒芥蘭菜
P.241

炒粄條
P.225

這整餐的配色非常豐富，包括辣椒末和紅、黃的甜椒，綠色的青椒、芥藍菜，以及白色的粄條和咖啡色的栗子，色彩繽紛，讓人胃口大開！

全穀雜糧類使用 2 份白飯和 1 份栗子，1 份栗子的蛋白質含量 1.47 公克和 1 份白飯的含量差不多。栗子的特色是熱量密度高，若食慾不好或想變換食材，可以將 1/3 的全穀雜糧類使用未精緻的栗子，不過栗子會有鉀含量的考量，就不適合全部更換。

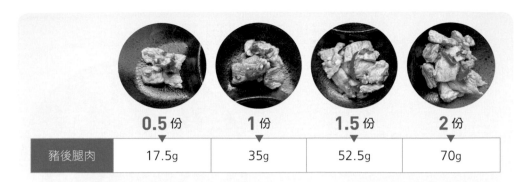

	0.5 份	**1 份**	**1.5 份**	**2 份**
豬後腿肉	17.5g	35g	52.5g	70g

整餐營養成分

熱量	蛋白質	碳水化合物	脂肪	鈉	鉀	鈣	磷
590.2 大卡	16.8 g	79.4 g	22.7 g	629.8 mg	738.4 mg	148.8 mg	183.7 mg

各類食物份數

全穀雜糧類	豆魚蛋肉類	蔬菜類	油脂類	低蛋白熱量補充品
台農 82 號米 2 份 + 栗子 1 份	豬後腿肉	紅椒 + 黃椒 + 青椒 0.5 份 / 芥藍菜 0.5 份 / 黑木耳 + 胡蘿蔔 + 高麗菜 0.5 份	植物油	粄條 1 份 + 砂糖 0.2g
3 份	1.5 份	1.5 份	4 份	72.8 大卡

主菜營養成分

熱量	蛋白質	碳水化合物	脂肪	鈉	鉀	鈣	磷
115.4 大卡	11 g	1.7 g	7.1 g	221.5 mg	232.9 mg	5.9 mg	107.5 mg

主菜各類食物份數

全穀雜糧類	豆魚蛋肉類	蔬菜類	油脂類	低蛋白熱量補充品
0 份	1.5 份	0 份	1 份	0 大卡

椒鹽豬

1 人份 · 10 分鐘

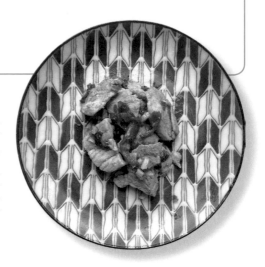

這道腎友版的椒鹽豬，使用鹽和白胡椒調味，並添加蔥花、蒜末和辣椒末來爆香，味道非常美味！通常市售的椒鹽粉鹽分含量較高，不太適合使用，但經過改良後的調味，可以在鹽分較低的情況下保持美味。

食材

豬後腿肉片 52.5g

蔥花 3g

蒜末 3g

辣椒末 1.5g

調味料

鹽 0.5g

白胡椒 0.3g

植物油 5g

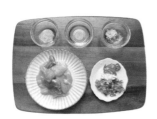

步驟

1 熱鍋下油，放入豬後腿肉片拌炒。

2 用中小火將豬肉煎至呈現金黃色澤後盛起備用。

3 在原鍋放入蔥花、蒜末、辣椒末拌炒。

4 接著加入豬肉片，用鹽和白胡椒調味後即可起鍋。

　* 豬後腿肉膨縮率約 75%，烹煮後重量 40g。

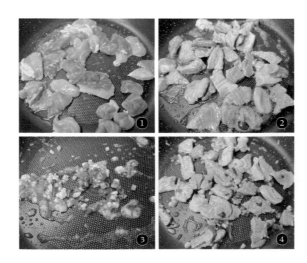

三杯雞飯

熱量	豆魚蛋肉類	整餐蛋白質
615.4 大卡	**1.5** 份	**17.2**g

烤黃櫛瓜
P.232

三杯雞
P.191

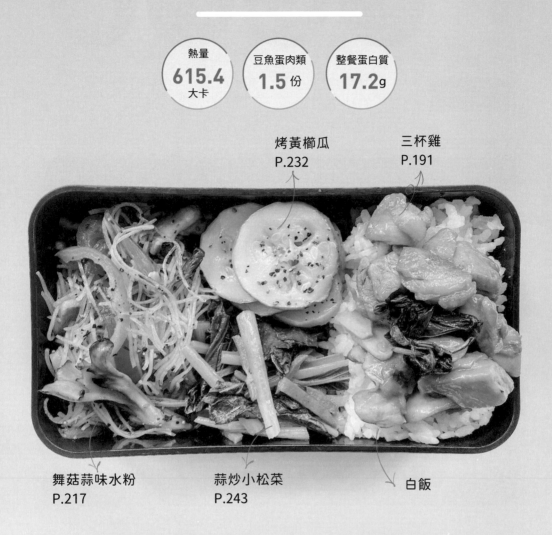

舞菇蒜味水粉
P.217

蒜炒小松菜
P.243

白飯

做三杯雞料理，建議使用整隻雞腿來烹調，因為三杯雞烹煮時間會比較久，使用整隻雞腿比較不容易縮小。「三杯雞」是一道台灣傳統的菜色，其名稱源自於烹調時使用的三杯佐料：一杯醬油、一杯米酒、一杯黑麻油。煮三杯雞的時候加入冰糖，可以讓雞肉炒出漂亮的醬色，並且使用九層塔能夠增加整道菜的香氣，非常適合搭配白飯享用！

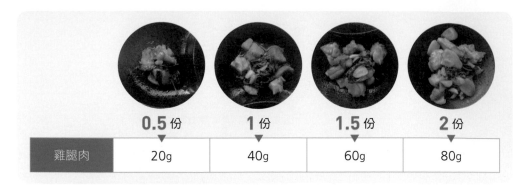

	0.5 份	1 份	1.5 份	2 份
雞腿肉	20g	40g	60g	80g

整餐營養成分

熱量	蛋白質	碳水化合物	脂肪	鈉	鉀	鈣	磷
615.4 大卡	17.2 g	77.7 g	25.4 g	686.7 mg	600.1 mg	61.9 mg	154.7 mg

各類食物份數

全穀雜糧類	豆魚蛋肉類	蔬菜類	油脂類	低蛋白熱量補充品
台農 82 號米	雞腿肉	小松菜 + 胡蘿蔔 0.5 份 / 黃櫛瓜 0.5 份 / 舞菇 + 紅椒 + 青椒 0.5 份	植物油	水粉 1 份 + 冰糖 2g
3 份	1.5 份	1.5 份	4 份	77.3 大卡

主菜營養成分

熱量	蛋白質	碳水化合物	脂肪	鈉	鉀	鈣	磷
171.9 大卡	11.6 g	5 g	10.2 g	326.7 mg	185.6 mg	9.2 mg	97 mg

主菜各類食物份數

全穀雜糧類	豆魚蛋肉類	蔬菜類	油脂類	低蛋白熱量補充品
0 份	1.5 份	0 份	1 份	7.7 大卡

三杯雞

1 人份 ・15 分鐘

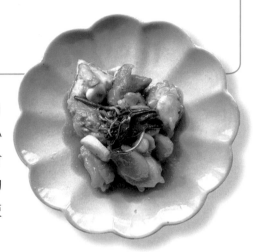

食譜中使用的黑麻油，因為其原料是白芝麻或是黑芝麻，所以有的腎友會擔心磷含量會不會很高？麻油的製作過程會經過多道程序提煉，因此經過處理後的麻油已經不含磷，腎友們可以放心使用。

食材

雞腿肉 60g

蒜片 3g

薑片 3g

九層塔 3g

調味料

醬油 3g

素蠔油 3g

冰糖 2g

米酒 10g

黑麻油 5g

步驟

1 預熱炒鍋，待鍋熱加入黑麻油，將雞腿肉雞皮面朝下放入，並煎至帶皮面金黃色澤後，**翻面繼續**煎熟起鍋備用。

2 原鍋放入薑片及蒜片爆香，聞到蒜香味後加入冰糖拌炒。

3 將雞肉切小塊後放回鍋中，加入米酒以中大火拌炒，倒入醬油及蠔油燜煮一下。

4 起鍋前加入九層塔拌炒即可上桌。

* 雞腿肉膨縮率約 66%，烹煮後重量 40g。

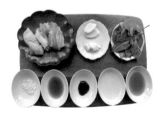
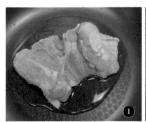
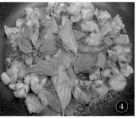

照燒雞飯

熱量
627.9
大卡

豆魚蛋肉類
1.5 份

整餐蛋白質
16.2g

木耳炒炊粉
P.226

舞菇炒水蓮
P.247

甘藷

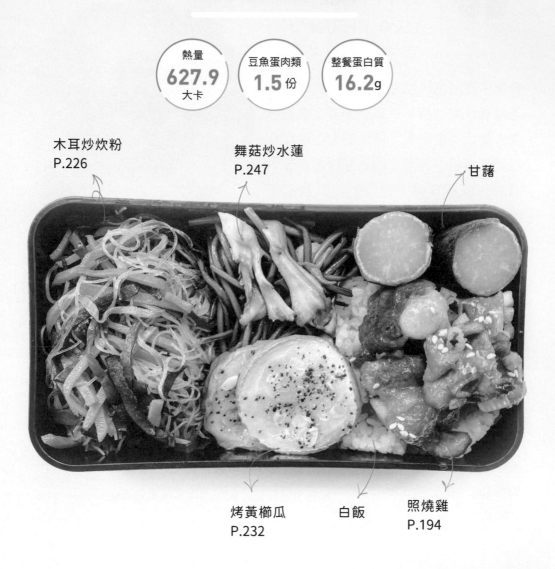

烤黃櫛瓜
P.232

白飯

照燒雞
P.194

照燒料理通常會加入白芝麻來增加香氣，考量到芝麻中的磷含量相對較高，所以僅用少量的白芝麻來點綴餐點，磷的攝取量也不會太高，例如這道照燒雞只使用了 0.3 公克的白芝麻，磷的含量僅有 2.29 毫克，使用少量的白芝麻，就能為整道餐點增添一點畫龍點睛的效果。

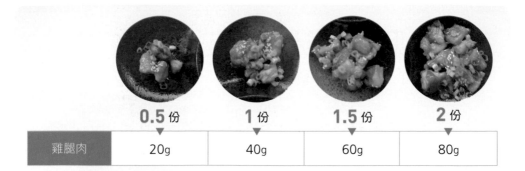

	0.5 份	**1** 份	**1.5** 份	**2** 份
雞腿肉	20g	40g	60g	80g

整餐營養成分

熱量	蛋白質	碳水化合物	脂肪	鈉	鉀	鈣	磷
627.9 大卡	16.2 g	81.5 g	25.9 g	697.1 mg	714.7 mg	71.2 mg	169.6 mg

各類食物份數

全穀雜糧類	豆魚蛋肉類	蔬菜類	油脂類	低蛋白熱量補充品
台農 82 號米 2 份 + 黃肉甘藷 1 份	雞腿肉	黃櫛瓜 0.5 份 / 水蓮 + 舞菇 0.5 份 / 黑木耳 + 胡蘿蔔 0.5 份	植物油	炊粉 1 份 + 砂糖 2g
3 份	1.5 份	1.5 份	4 份	80.3 大卡

主菜營養成分

熱量	蛋白質	碳水化合物	脂肪	鈉	鉀	鈣	磷
167.7 大卡	11.3 g	5.1 g	10.4 g	277.4 mg	174.4 mg	6.2 mg	95.7 mg

主菜各類食物份數

全穀雜糧類	豆魚蛋肉類	蔬菜類	油脂類	低蛋白熱量補充品
0 份	1.5 份	0 份	1 份	8 大卡

照燒雞

1 人份 ・15 分鐘

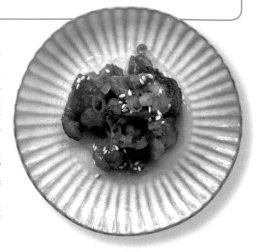

照燒是日式料理中常用的一種調味方式，通常會使用醬油搭配味醂和糖來帶出淡淡的甜味。這種烹調方式滿適合腎友食用，因為糖是低蛋白熱量補充品之一，將其加入餐點中，可以減少腎友單純攝取精緻糖所造成的血糖快速波動。對於有血糖問題的腎友來說，是不錯的調理方式。

食材

雞腿肉 60g

蔥花 3g

白芝麻 0.3g

醃料

鹽 0.1g

白胡椒 0.3g

調味料

醬油 4g

味醂 3g

米酒 5g

糖 2g

植物油 5g

步驟

1 雞肉清洗乾淨用餐紙巾擦乾後，再加入鹽及白胡椒混合抓醃。

2 熱鍋下油，將雞腿肉雞皮面朝下放入，待帶皮面煎出焦香、呈現金黃色澤後翻面煎熟。

3 將雞腿肉切成小塊後放回鍋內，加入醬油、味醂、米酒及糖，以小火烹煮至醬汁收汁。

4 撒上蔥花及白芝麻即可起鍋。

* 雞腿肉膨縮率約 72%，烹煮後重量 44g。

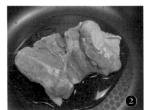 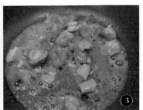

宮保雞丁飯

熱量 **613** 大卡

豆魚蛋肉類 **1.5** 份

整餐蛋白質 **17**g

宮保雞丁
P.197

蒜炒芥藍菜
P.242

鮑魚菇炒粉絲
P.224

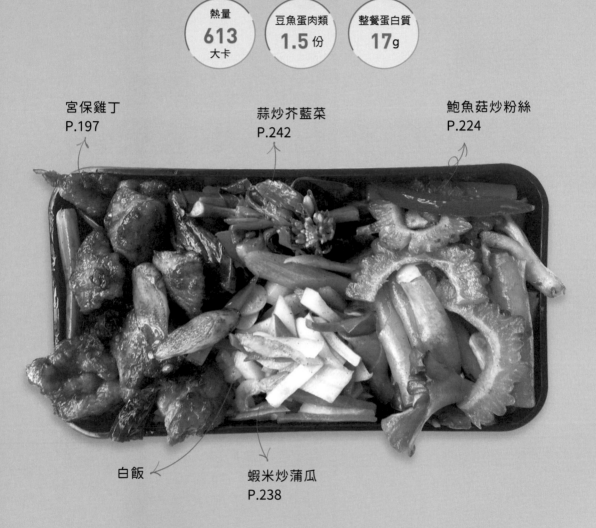

白飯

蝦米炒蒲瓜
P.238

這道宮保雞丁使用雞胸肉，雞胸肉因為本身油脂含量低，所以料理起來容易乾柴，可以使用打水的方式加上太白粉來抓醃，讓雞胸肉軟嫩好吃。打水是指將肉類加入適量的水，然後用手或筷子攪拌，讓水分進入肉中，等肉吸收水分後，再加上太白粉拌勻，就可以讓肉質變得軟嫩。

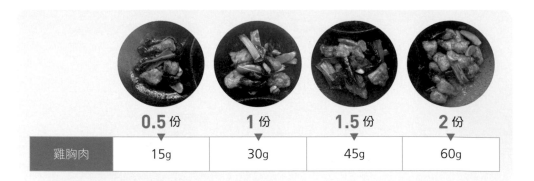

	0.5 份	1 份	1.5 份	2 份
雞胸肉	15g	30g	45g	60g

整餐營養成分

熱量	蛋白質	碳水化合物	脂肪	鈉	鉀	鈣	磷
613 大卡	17 g	82.7 g	23.8 g	569.1 mg	607.5 mg	121.7 mg	160.1 mg

各類食物份數

全穀雜糧類	豆魚蛋肉類	蔬菜類	油脂類	低蛋白熱量補充品
台農 82 號米	雞胸肉	蒲瓜 + 胡蘿蔔 0.5 份 / 芥藍菜 0.5 份 / 山苦瓜 + 鮑魚菇 + 紅椒 0.5 份	植物油	捲吧捲吧粉絲 1 份 + 砂糖 2g + 太白粉 3g
3 份	1.5 份	1.5 份	4.5 份	88.4 大卡

主菜營養成分

熱量	蛋白質	碳水化合物	脂肪	鈉	鉀	鈣	磷
160.7 大卡	11.3 g	8.5 g	8.5 g	188.3 mg	246.9 mg	14.5 mg	113.7 mg

主菜各類食物份數

全穀雜糧類	豆魚蛋肉類	蔬菜類	油脂類	低蛋白熱量補充品
0 份	1.5 份	0 份	1.5 份	18.4 大卡

主菜 | 宮保雞丁

1 人份 ・15 分鐘

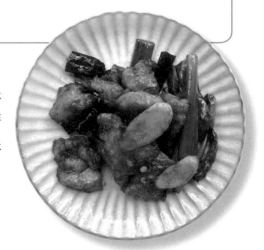

這道宮保雞丁，雖然看起來像是重口味的菜餚，但實際上鈉含量不高，其獨特之處在於使用了各種不同的食材及調味料，營造出一種豐富的口感和層次感，讓整道菜更加美味！

食材

雞胸肉 45g
蒜片 3g
薑片 3g
蔥段 8g
乾辣椒 1.5g

醃料

醬油 2g
糖 2g
白胡椒 0.3g
太白粉 3g

調味料

醬油 2g
巴薩米克醋 2g
米酒 3g
花椒油 2.5g
麻油 5g

步驟

1 先將雞胸肉切塊，加入抓醃調味料（除太白粉外）混合靜置 10 ～ 15 分鐘。

2 雞胸肉運用打水的方式，慢慢加入水（食材外），並順時鐘攪拌，讓雞胸肉吸收水分，最後倒入太白粉攪拌均勻醃 5 分鐘。

3 熱鍋下油，放入雞胸肉，拌炒至金黃色澤即可盛起備用。

4 原鍋加入蒜片、薑片、蔥段及乾辣椒爆香。

5 最後放入炒熟的雞肉、醬油、巴薩米克醋及米酒，起鍋前淋上花椒油即完成。

* 雞胸肉膨縮率 106%，烹調後重量 48g。

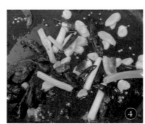

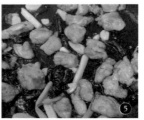

蔥燒雞腿飯

熱量	豆魚蛋肉類	整餐蛋白質
631.6 大卡	**1.5** 份	**17.3**g

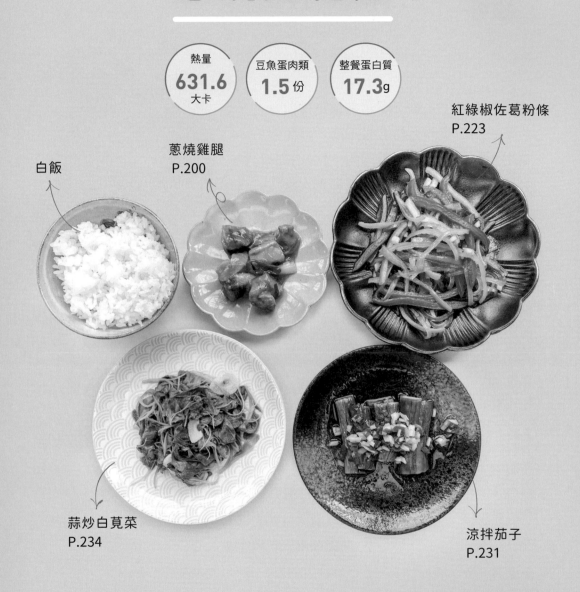

白飯

蔥燒雞腿
P.200

紅綠椒佐葛粉條
P.223

蒜炒白莧菜
P.234

涼拌茄子
P.231

這道料理的色彩搭配很吸引人，有紫色的茄子、綠色的莧菜、紅色的甜椒和棕紅色的雞腿相互襯托，十分漂亮！餐點顏色的搭配會增加食慾，而不同顏色的食材也可以讓我們吸收各種營養素，可以嘗試搭配看看食材的顏色，讓餐桌有不同的變化！

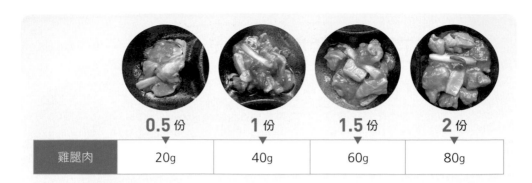

	0.5 份	1 份	1.5 份	2 份
雞腿肉	20g	40g	60g	80g

整餐營養成分

熱量	蛋白質	碳水化合物	脂肪	鈉	鉀	鈣	磷
631.6 大卡	17.3 g	85.8 g	24.9 g	667.5 mg	724.2 mg	98.9 mg	156.6 mg

各類食物份數

全穀雜糧類	豆魚蛋肉類	蔬菜類	油脂類	低蛋白熱量補充品
台農 82 號米	雞腿	白莧菜 0.5 份 / 茄子 0.5 份 / 紅椒 + 青椒 0.5 份	植物油	葛粉條 1 份 + 太白粉 1.5g
3 份	1.5 份	1.5 份	4 份	73.8 大卡

主菜營養成分

熱量	蛋白質	碳水化合物	脂肪	鈉	鉀	鈣	磷
166.2 大卡	11.4 g	6.5 g	10.3 g	282.2 mg	210 mg	10.9 mg	98 mg

主菜各類食物份數

全穀雜糧類	豆魚蛋肉類	蔬菜類	油脂類	低蛋白熱量補充品
0 份	1.5 份	0 份	1 份	5.2 大卡

蔥燒雞腿

1 人份 ・15 分鐘

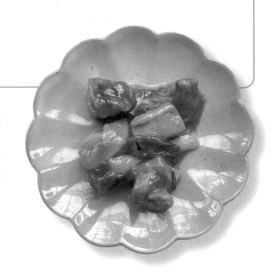

雞腿肉經過白胡椒的抓醃後，去除了腥味，搭配薑、蔥和辣椒，加入勾芡熬煮，口感嫩滑，很適合搭配白飯食用。

食材

雞腿肉 60g

薑片 3g

蔥白 3g

蔥花 3g

辣椒片 1.5g

醃料

白胡椒 0.3g

調味料

醬油 5g

味醂 5g

太白粉 1.5g+ 水 10g

熱水 25g

植物油 5g

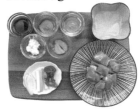

步驟

1 取一小碗，放入切塊的雞肉、白胡椒混合抓醃 15 分鐘。

2 熱鍋下油，放入薑片拌炒至香味出來。

3 接著加入雞腿肉拌炒至呈現焦香後，放入蔥白、辣椒片攪拌。

4 倒入熱水、醬油、味醂熬煮，最後加入太白粉水及蔥花勾芡後即可起鍋。

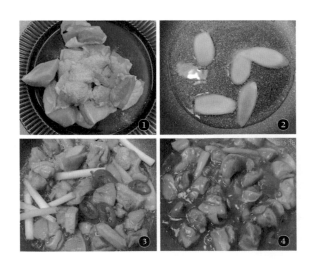

糖醋雞腿飯

熱量
632
大卡

豆魚蛋肉類
1.5 份

整餐蛋白質
16.6 g

泰式炒粄條
P.222

糖醋雞腿
P.203

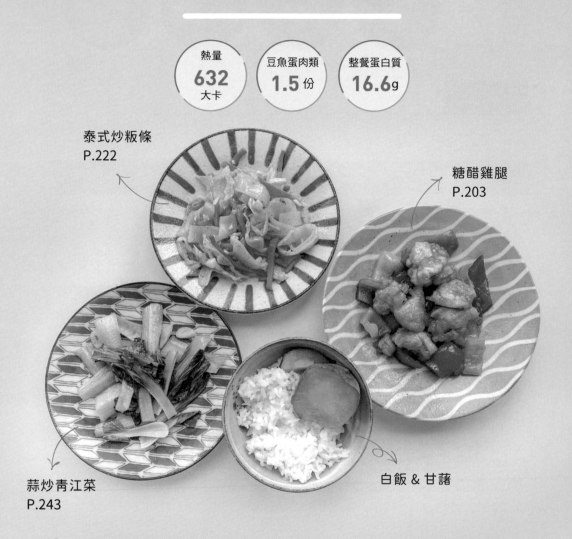

蒜炒青江菜
P.243

白飯 & 甘藷

番茄醬是糖醋雞腿不可缺少的調味料，但一般的番茄醬會有含鈉量過高的問題，這道食譜選擇了減鈉減卡的番茄醬來代替，從而減少鈉的攝取。我們看到「減鈉」時，心中不免會有疑問，這是否使用人工鹹味劑：氯化鉀來取代鈉呢？食譜中的番茄醬並沒有使用氯化鉀，所以鉀的含量是與一般番茄醬差不多，腎友餐點調味料的使用量也不多，大家就不用過於擔心會不會有高鉀的問題。

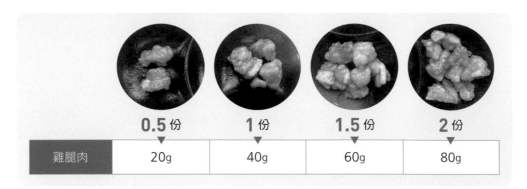

雞腿肉	0.5 份 20g	1 份 40g	1.5 份 60g	2 份 80g

整餐營養成分

熱量	蛋白質	碳水化合物	脂肪	鈉	鉀	鈣	磷
632 大卡	16.6 g	93.2 g	21 g	531.8 mg	716.9 mg	109.2 mg	166.7 mg

各類食物份數

全穀雜糧類	豆魚蛋肉類	蔬菜類	油脂類	低蛋白熱量補充品
台農 82 號米 2 份 + 黃肉甘藷 1 份	雞腿	紅椒 + 黃椒 + 青椒 0.5 份 / 青江菜 0.5 份 / 高麗菜 + 胡蘿蔔 0.5 份	植物油	粄條 1 份 + 太白粉 12g + 砂糖 8g
3 份	1.5 份	1.5 份	3 份	145.5 大卡

主菜營養成分

熱量	蛋白質	碳水化合物	脂肪	鈉	鉀	鈣	磷
229 大卡	11.7 g	20.5 g	10.4 g	256.4 mg	290.7 mg	11.2 mg	104.8 mg

主菜各類食物份數

全穀雜糧類	豆魚蛋肉類	蔬菜類	油脂類	低蛋白熱量補充品
0 份	1.5 份	0.5 份	1 份	65.5 大卡

糖醋雞腿

主菜

1 人份 · 20 分鐘

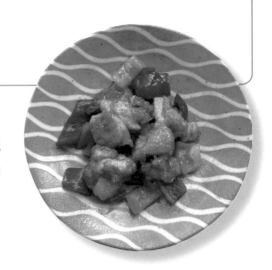

糖醋雞腿的烹調方式非常適合腎友，因為會使用到太白粉和糖這兩種低蛋白熱量補充品，可以增加熱量的攝取。

食材

去骨雞腿 60g

紅椒 15g

黃椒 20g

青椒 15g

醃料

鹽 0.3g

米酒 3g

太白粉 12g

調味料

減鈉減卡番茄醬 12g

糖 6g

白醋 6g

水 6g

植物油 5g

步驟

1 先將雞腿肉切塊，用鹽及米酒混合抓醃後，加入 3g 的太白粉拌勻。

2 接著將雞肉裹上剩下的太白粉。

3 熱鍋先加入一半的植物油，再放入雞肉煎熟備用。

4 原鍋加入剩下的油，放入切塊的紅椒、黃椒及青椒拌炒，炒至差不多熟後，倒入減鈉減卡番茄醬、糖、白醋及水。

5 將醬汁煮滾後，放入煎熟的雞腿肉，一同拌炒後即可上桌。

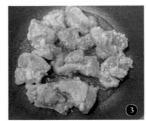

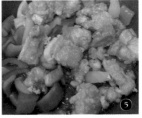

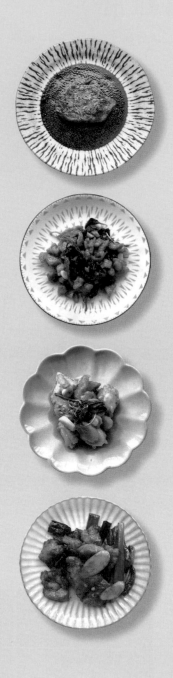

低氮澱粉料理

紅黃椒炒炊粉

配菜

1 人份 ・10 分鐘

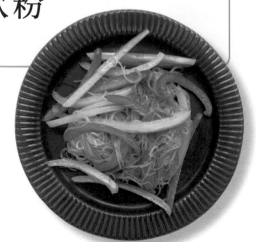

這道紅黃椒炒炊粉的調味,使用幾乎不含鹽分的巴薩米克醋替代傳統的烏醋,搭配一些辣油,非常美味!炊粉的烹煮時間大約只需要 2 分鐘,屬於容易調味和烹煮的低氮澱粉。

食材

炊粉 20g

紅椒 25g

黃椒 25g

調味料

醬油 3g

味醂 2g

巴薩米克醋 3g

辣油 2.5g

植物油 2.5g

步驟

1 煮一鍋水,待水煮沸後加入炊粉,依照包裝上的烹調時間烹煮,煮透後盛起備用。

2 熱鍋下油,加入切成絲的紅椒、黃椒拌炒。

3 紅椒、黃椒炒軟後,加入炊粉、醬油、味醂、巴薩米克醋及辣油,拌炒均勻即可起鍋。

營養成分

熱量	蛋白質	碳水化合物	脂肪	鈉	鉀	鈣	磷
141.6 大卡	0.5g	23.6g	5.2g	154.2mg	95.3mg	3.2mg	10.4mg

各類食物份數

全穀雜糧類	豆魚蛋肉類	蔬菜類	油脂類	低蛋白熱量補充品
0 份	0 份	0.5 份	1 份	72.3 大卡

韭菜炒河粉

配 菜

1 人份 ·15 分鐘

河粉是一種外觀類似麵條的低氮澱粉，
需要較長的烹煮時間，且必須煮至熟
透，否則容易變硬。低氮澱粉料理的調
味，很適合運用稍微帶點醬汁的調味
料，例如醬油和味醂的組合。這樣的搭
配會使低氮澱粉料理有適度的濕潤口
感，使其更加容易入口。

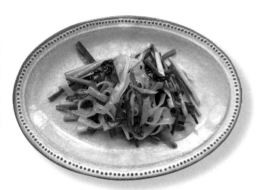

食材

河粉 20g
韭菜段 20g
胡蘿蔔絲 15g
黑木耳絲 15g

調味料

醬油 3g　　味醂 3g
白胡椒 0.3g　植物油 5g

步驟

1 先將河粉用溫水泡 10 分鐘，接著煮一鍋水，水滾
　後放入河粉，煮 10 分鐘後（可依食品外包裝調整
　烹煮時間）撈起備用。

2 熱鍋下油，加入切好的胡蘿蔔絲及韭菜段拌炒。

3 放入黑木耳絲及河粉，用醬油、味醂及白胡椒調
　味後即可起鍋。

營養成分

熱量	蛋白質	碳水化合物	脂肪	鈉	鉀	鈣	磷
140.6 大卡	0.9g	23.2g	5.1g	187mg	100.5mg	19.1mg	13.7mg

各類食物份數

全穀雜糧類	豆魚蛋肉類	蔬菜類	油脂類	低蛋白熱量補充品
0 份	0 份	0.5 份	1 份	69.2 大卡

配菜

涼拌水粉

1 人份 · 10 分鐘

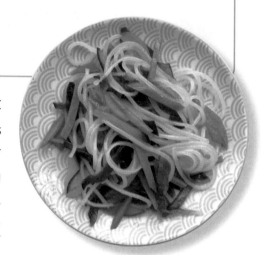

因為鉀離子的考量，較不建議腎友生食蔬菜，因此在製作這道涼拌菜時，會先將蔬菜和水粉煮熟再拌上醬汁。將食材切成細絲，搭配水粉帶有些許 Q 彈的口感，最後淋上酸甜辣的醬汁，以及一些香油調味，讓視覺、味覺和口感都更加豐富！

食材

水粉 20g
黑木耳絲 20g
胡蘿蔔絲 15g
小黃瓜絲 15g

調味料

鹽 0.3g　　白醋 3g
糖 1.5g　　辣油 2.5g
香油 2.5g

步驟

1 先煮一鍋滾水，放入水粉煮 3 ～ 5 分鐘後盛起備用。

2 在原鍋滾水中放入黑木耳絲、胡蘿蔔絲、小黃瓜絲川燙 2 分鐘後撈起放涼。

3 將水粉、黑木耳、胡蘿蔔絲、小黃瓜絲混合攪拌，最後淋上鹽、白醋、糖、辣油、香油即可上桌，記得吃之前再把醬汁攪勻。

營養成分

熱量	蛋白質	碳水化合物	脂肪	鈉	鉀	鈣	磷
133.1 大卡	0.6g	22g	4.9g	179.3mg	64.1mg	12.6mg	12.7mg

各類食物份數

全穀雜糧類	豆魚蛋肉類	蔬菜類	油脂類	低蛋白熱量補充品
0 份	0 份	0.5 份	1 份	75.6 大卡

小黃瓜炒水粉

1 人份 ・10 分鐘

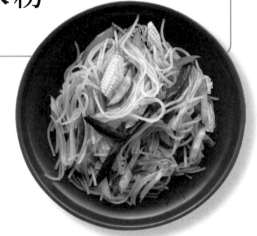

大部分的蔬菜經過烹煮後,通常會變得相對較軟。不過玉米筍卻保持其微脆和顆粒的口感,為整道料理增添了獨特的層次。這道低氮澱粉料理的調味透過白胡椒,賦予了菜餚微辣風味的同時,也提升了整體味道的豐富度,搭配水粉一同享用時,口感十分順滑好吃。

食材

水粉 20g

小黃瓜絲 30g

玉米筍絲 10g

黑木耳絲 10g

調味料

醬油 3g　　味醂 2g

白胡椒 0.3g　巴薩米克醋 3g

水 10g　　植物油 5g

步驟

1 煮一鍋滾水,放入水粉燙熟備用。

2 熱鍋下油,放入小黃瓜絲、玉米筍絲、黑木耳絲拌炒,接著加入水粉混合攪拌。

3 加入醬油、味醂、巴薩米克醋、白胡椒及水調味,拌勻後起鍋。

營養成分

熱量	蛋白質	碳水化合物	脂肪	鈉	鉀	鈣	磷
136.4 大卡	0.8g	21.9g	5.3g	173.7mg	73.9mg	10.7mg	14.9mg

各類食物份數

全穀雜糧類	豆魚蛋肉類	蔬菜類	油脂類	低蛋白熱量補充品
0 份	0 份	0.5 份	1 份	69.6 大卡

韓式雜菜冬粉

1 人份 · 15 分鐘

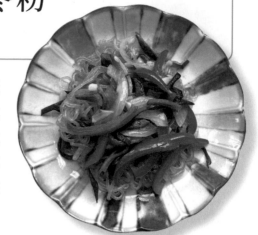

這道料理在調味上使用醬油和糖增加淡淡的甜味,再加上白胡椒和花椒油的微辣,更是美味!烹煮韓式冬粉時要煮透,否則容易變硬而影響口感。不敢吃花椒油的人,記得將花椒油的分量調整成芝麻油,才能攝取到足夠的熱量。

食材

韓式冬粉 20g

紅椒絲 20g

黑木耳絲 20g

洋蔥絲 10g

蒜末 3g

調味料

醬油 3g　　糖 1g

白胡椒 0.3g　水 15g

花椒油 2.5g　芝麻油 2.5g

步驟

1 起一鍋滾水,放入韓式冬粉煮 8 ～ 10 分鐘(可依包裝袋上的建議)後盛起備用。

2 熱鍋下油,放入蒜末爆香後,加入洋蔥絲拌炒。

3 放入紅椒絲及黑木耳絲拌炒一下後,加入韓式冬粉及水一起混合攪拌。

4 接著加入醬油、糖、白胡椒及辣油調味後即可起鍋。

營養成分

熱量	蛋白質	碳水化合物	脂肪	鈉	鉀	鈣	磷
145.1 大卡	0.8g	24.1g	5.4g	129mg	77.4mg	8.8mg	15.8mg

各類食物份數

全穀雜糧類	豆魚蛋肉類	蔬菜類	油脂類	低蛋白熱量補充品
0 份	0 份	0.5 份	1 份	76 大卡

四季豆炒粉絲

1 人份 ・10 分鐘

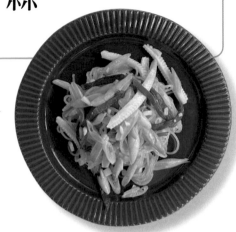

綠豆粉絲是一種形狀類似於義大利麵的透明粉絲,品嚐起來比一般粉絲更具嚼勁,且不易吸附過多的湯汁以及油脂。調味方面,主要運用鹽、白胡椒和花椒油,與一般使用醬油的料理風味迥然不同,為低氮澱粉料理帶來多樣的口味變化。

食材

綠豆粉絲 20g　四季豆 30g
黑木耳絲 10g　玉米筍絲 10g
蒜末 2g

調味料

鹽 0.3g　　　　白胡椒 0.2g
水 10g　　　　植物油 2.5g
蒜香花椒油 2.5g

步驟

1 起一鍋滾水,放入綠豆粉絲煮 3～5 分鐘後盛起備用。

2 熱鍋下油,放入蒜末、切段的四季豆、黑木耳絲及玉米筍絲拌炒。

3 炒至快熟後,加入綠豆粉絲、鹽、白胡椒、蒜香花椒油及水攪拌後即可起鍋。

Tips DUY ANH 的綠豆粉絲是越南製造,使用綠豆及青豆製成。要確認是否適合當作低氮澱粉,可以查看營養標示上的蛋白質含量。

營養成分

熱量	蛋白質	碳水化合物	脂肪	鈉	鉀	鈣	磷
131.9 大卡	1.1g	20.8g	5.1g	120.1mg	94.1mg	16.3mg	21.4mg

各類食物份數

全穀雜糧類	豆魚蛋肉類	蔬菜類	油脂類	低蛋白熱量補充品
0 份	0 份	0.5 份	1 份	68.8 大卡

韓式泡菜炒綠豆粉絲

1 人份 · 10 分鐘

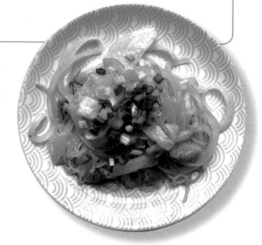

韓式泡菜經過發酵的過程,產生了有助健康的益生菌,而其風味濃郁,為整道菜帶來豐富的味道。由於韓式泡菜本身的鹽分偏高,因此在料理時需注意其他鹽分調味料的使用量。調味上還添加白胡椒和辣油,更加開胃美味!

食材

綠豆粉絲 20g
洋蔥絲 30g
韓式泡菜 20g
蒜末 2g
蔥花 3g

調味料

醬油 1g　　白胡椒 0.2g
辣油 2.5g　　水 10g
植物油 2.5g

步驟

1 先起一鍋滾水,放入綠豆粉絲燙熟備用。

2 熱鍋下油,放入蒜末及洋蔥絲拌炒。

3 接著加入泡菜、醬油、白胡椒、辣油及水拌炒,撒上蔥花即可起鍋。

營養成分

熱量	蛋白質	碳水化合物	脂肪	鈉	鉀	鈣	磷
136.6 大卡	1g	22.1g	5.1g	139.3mg	124mg	22.4mg	23.8mg

各類食物份數

全穀雜糧類	豆魚蛋肉類	蔬菜類	油脂類	低蛋白熱量補充品
0 份	0 份	0.5 份	1 份	68.8 大卡

配菜

甜椒炒水粉

1 人份 ・10 分鐘

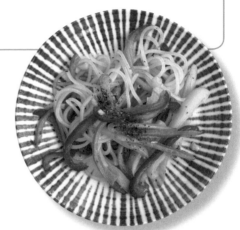

甜椒的蛋白質含量不高，顏色還非常鮮豔，讓整道菜看起來更加美味。低氮澱粉料理的調味，比較常使用醬油和味醂，如果喜歡辣味，可以加一些七味粉來增添風味。

食材

水粉 20g	青椒絲 20g
黃椒絲 15g	紅椒絲 15g
蒜末 2g	

調味料

醬油 3g	味醂 3g
七味粉 0.2g	水 10g
植物油 5g	

步驟

1 先起一鍋滾水，放入水粉燙熟備用。

2 熱鍋下油，加入蒜末、青椒絲、黃椒絲及紅椒絲拌炒。

3 甜椒差不多炒熟後，加入水粉、醬油、味醂及水，最後撒上七味粉調味即可起鍋。

營養成分

熱量	蛋白質	碳水化合物	脂肪	鈉	鉀	鈣	磷
141.2 大卡	0.8g	23g	5.4g	173.5mg	98.4mg	4.9mg	13.5mg

各類食物份數

全穀雜糧類	豆魚蛋肉類	蔬菜類	油脂類	低蛋白熱量補充品
0 份	0 份	0.5 份	1 份	69.6 大卡

烏斯特醬炒粉絲

配 菜

1 人份 ・10 分鐘

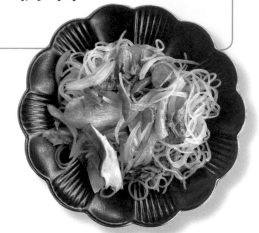

李派林烏斯特醬汁的味道與烏醋有些類似，是由鯷魚、洋蔥、大蒜、羅望子、丁香和辣椒製成，不含蛋白質，且鈉含量相對較低，每 1 毫升含有 13 毫克的鈉。搭配醬油及味醂來進行調味，可添加餐點的變化，味道別具一格。

食材

綠豆粉絲 20g	洋蔥絲 20g
萵苣 20g	舞菇 10g
辣椒片 3g	

調味料

李派林烏斯特醬汁 3g

醬油 2g	味醂 3g
水 10g	植物油 5g

步驟

1 先起一鍋滾水，放入綠豆粉絲燙熟備用。

2 熱鍋下油，倒入洋蔥絲炒至軟後，加入切好的萵苣及舞菇拌炒。

3 接著放入綠豆粉絲、辣椒片、李派林烏斯特醬汁、醬油、味醂和水一起拌炒，調味後即可起鍋。

營養成分

熱量	蛋白質	碳水化合物	脂肪	鈉	鉀	鈣	磷
141.2 大卡	0.9g	23.2g	5.2g	126.2mg	153mg	10.1mg	18.6mg

各類食物份數

全穀雜糧類	豆魚蛋肉類	蔬菜類	油脂類	低蛋白熱量補充品
0 份	0 份	0.5 份	1 份	68.8 大卡

蒜香麻油炒炊粉

配 菜

1 人份 ・10 分鐘

這道蒜香麻油炒炊粉利用五香蒜辣油和麻油，讓炊粉炒起來風味十足，非常適合用來變化餐點口味，不僅可享受到不同的風味，也不會增加過多的蛋白質和鈉含量。

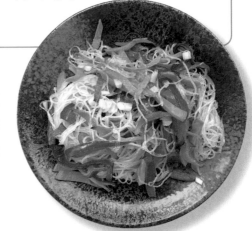

食材

炊粉 20g　　　紅椒絲 15g
蒜末 3g　　　　胡蘿蔔絲 20g
黑木耳絲 15g

調味料

醬油 3g　　　　味醂 3g
白胡椒 0.2g　　水 15g
五香蒜辣油 2.5g
麻油 2.5g

步驟

1 先起一鍋滾水，放入炊粉煮 2 ～ 3 分鐘後盛起備用。

2 熱鍋下油，放入蒜末爆香後，加入胡蘿蔔絲、黑木耳絲、紅椒絲拌炒。

3 接著放入炊粉、醬油、味醂、白胡椒、五香蒜辣油及水拌炒後即可起鍋。

營養成分

熱量	蛋白質	碳水化合物	脂肪	鈉	鉀	鈣	磷
147.8 大卡	0.8g	25.3g	5g	174.7mg	89mg	10.5mg	16.6mg

各類食物份數

全穀雜糧類	豆魚蛋肉類	蔬菜類	油脂類	低蛋白熱量補充品
0 份	0 份	0.5 份	1 份	72.3 大卡

高麗菜炒水粉

1 人份 · 10 分鐘

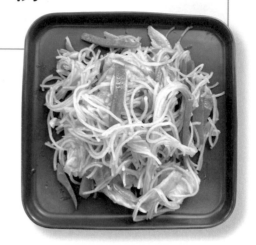

這道料理加入紅蔥頭和蒜末一起炒,並使用醬油調味,此外,為了增添風味,使用巴薩米克醋取代傳統的烏醋,讓台式風格更為突出。對於喜歡使用烏醋的腎友,可以嘗試巴薩米克醋,比較不用擔心鹽分過高的問題。

食材

水粉 20g　　胡蘿蔔 10g
高麗菜 40g　　紅蔥頭 2g
蒜末 2g

調味料

醬油 3g　　味醂 2g
白胡椒 0.2g　　水 15g
巴薩米克醋 3g
植物油 5g

步驟

1 先起一鍋滾水,放入水粉煮 3 ～ 5 分鐘後盛起備用。

2 熱鍋下油,放入蒜末及紅蔥頭爆香後,加入切好的胡蘿蔔及高麗菜拌炒。

3 接著加入水粉、醬油、味醂、白胡椒、巴薩米克醋及水拌炒後即可起鍋。

營養成分

熱量	蛋白質	碳水化合物	脂肪	鈉	鉀	鈣	磷
142.2 大卡	1.1g	23.3g	5.3g	185.1mg	108.9mg	22.3mg	19.1mg

各類食物份數

全穀雜糧類	豆魚蛋肉類	蔬菜類	油脂類	低蛋白熱量補充品
0 份	0 份	0.5 份	1 份	69.6 大卡

舞菇蒜味水粉

1 人份 ・10 分鐘

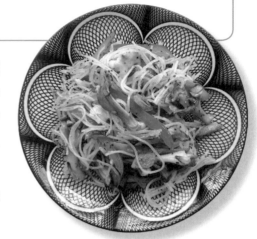

這道料理運用了多元的辛香料,讓整道菜的風味充滿層次,再加上蒜香油的香氣,更添美味!搭配舞菇、紅椒絲及青椒絲,炒出像炒米粉的清爽感,使用鹽、義式香料及黑胡椒提味,不僅不油膩,同時也蘊含胡椒的微辣風味,可為口味帶來多樣變化。

食材

水粉 20g　　舞菇 30g
青椒絲 10g　紅椒絲 10g
蒜末 2g
辣椒片 1g

調味料

鹽 0.3g　　黑胡椒 0.5g
義式香料 0.3g
蒜香油 5g

步驟

1 先起一鍋滾水,將水粉煮熟備用。

2 熱鍋下油,放入舞菇炒至稍微出水,加入青椒絲及紅椒絲一起拌炒後盛起備用。

3 原鍋中放入蒜末及辣椒片炒出香氣,加入水粉、紅椒絲、青椒絲,用鹽、黑胡椒及義式香料調味,拌炒後即可起鍋。

營養成分

熱量	蛋白質	碳水化合物	脂肪	鈉	鉀	鈣	磷
130.9 大卡	1g	21.2g	5g	164mg	115.7mg	2.2mg	19mg

各類食物份數

全穀雜糧類	豆魚蛋肉類	蔬菜類	油脂類	低蛋白熱量補充品
0 份	0 份	0.5 份	1 份	69.6 大卡

星洲炒粄條

配菜

1 人份 ・10 分鐘

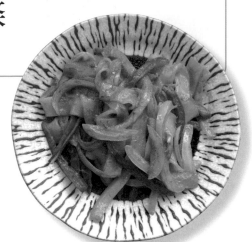

這道料理的主要調味為咖哩粉,將咖哩粉與食材一起拌炒,散發出濃郁的咖哩香氣,搭配粄條一起吃,味道更是美味!建議腎友選擇使用秈米做的粄條,因為蛋白質含量較低,較適合食用。

食材

粄條 50g	紅椒絲 20g
黃椒絲 20g	洋蔥絲 10g

調味料

咖哩粉 1g	五香粉 0.2g
素蠔油 2g	白胡椒 0.2g
水 15g	植物油 5g

步驟

1 起一鍋滾水,放入粄條燙熟備用。

2 熱鍋下油,放入紅椒絲、黃椒絲、洋蔥絲拌炒。

3 接著加入粄條及咖哩粉一起拌勻,並炒出香味。

4 倒入五香粉、素蠔油、白胡椒及水混合攪拌後即可起鍋。

Tips 使用秈米製作的粄條,煮起來會帶有一點透明感,口感較軟、較滑;相反,若是使用麵粉製作的粄條,則會呈現出厚實帶有嚼勁的口感。

營養成分

熱量	蛋白質	碳水化合物	脂肪	鈉	鉀	鈣	磷
140.9 大卡	1.1g	22.6g	5.3g	107.7mg	111.8mg	13.4mg	15.7mg

各類食物份數

全穀雜糧類	豆魚蛋肉類	蔬菜類	油脂類	低蛋白熱量補充品
0 份	0 份	0.5 份	1 份	72 大卡

配菜

蔬菜什錦炒炊粉

1 人份 ・10 分鐘

這道料理使用五種蔬菜搭配炊粉，顏色多元，看起來就很吸引人，不僅美味可口，也含有豐富的維生素和礦物質。調味方面，使用醬油、素蠔油和白胡椒，打造出炒米粉的經典風味。喜愛辣味的人，也可以加入花椒油增添風味。不敢吃辣的人，也要記得替換成其他風味油喔！

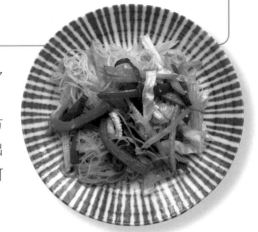

食材

炊粉 20g	高麗菜絲 10g
黑木耳絲 10g	胡蘿蔔絲 10g
玉米筍絲 10g	紅椒絲 10g

調味料

醬油 2g	素蠔油 1g
白胡椒 0.2g	花椒油 2.5g
水 15g	植物油 2.5g

步驟

1 先起一鍋滾水，放入炊粉燙熟備用。

2 熱鍋下油，放入高麗菜絲、黑木耳絲、胡蘿蔔絲、玉米筍絲、紅椒絲拌炒。

3 接著放入炊粉、醬油、素蠔油、白胡椒、花椒油，加水拌炒後起鍋。

營養成分

熱量	蛋白質	碳水化合物	脂肪	鈉	鉀	鈣	磷
135.6 大卡	0.7g	22.2g	5g	165.7mg	85.1mg	12.2mg	15.6mg

各類食物份數

全穀雜糧類	豆魚蛋肉類	蔬菜類	油脂類	低蛋白熱量補充品
0 份	0 份	0.5 份	1 份	72.3 大卡

配 菜

泰式酸辣粉絲

1 人份 ・15 分鐘

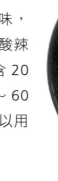

這道粉絲料理使用泰國酸辣湯醬調味，並加入辛香料來增加香氣。此泰國酸辣湯醬並不含磷添加劑，每 1 公克含 20 毫克的鈉（醬油每 1 公克含 40 ～ 60 毫克的鈉），且蛋白質含量低，可以用來變化料理口味使用。

食材

捲吧捲吧粉絲 20g
大番茄 20g
鮑魚菇 20g
洋蔥 10g
蒜末 3g
辣椒末 3g
薑末 3g
九層塔 3g

調味料

泰國酸辣湯醬 3g
檸檬汁 3g
糖 2g
水 10g
植物油 5g

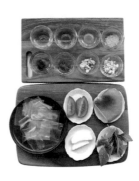

營養成分

熱量	蛋白質	碳水化合物	脂肪	鈉	鉀	鈣	磷
151.8 大卡	1.1g	24.4g	5.8g	130.1mg	180.7mg	11.2mg	20.3mg

各類食物份數

全穀雜糧類	豆魚蛋肉類	蔬菜類	油脂類	低蛋白熱量補充品
0 份	0 份	0.5 份	1 份	78 大卡

步驟

1 先將大番茄切塊狀、洋蔥切絲、鮑魚菇切適當大小；捲吧捲吧粉絲用冷水泡 5 ～ 10 分鐘備用。

2 起一鍋滾水，放入捲吧捲吧粉絲煮 2 ～ 3 分鐘後撈起備用。

3 熱鍋下油，放入蒜末、薑末及辣椒末拌炒後，接著加入洋蔥絲。

4 將洋蔥炒至稍微軟化後，加入番茄及鮑魚菇拌炒。

5 最後放入捲吧捲吧粉絲、泰式酸辣湯醬、檸檬汁、糖及水，起鍋前撒上九層塔即完成。

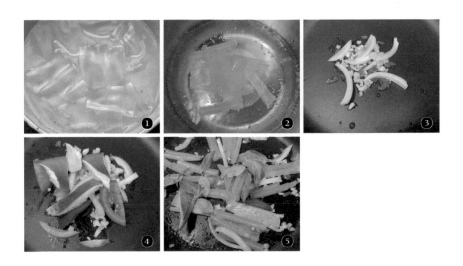

Tips 1. 在烹調低氮澱粉料理時，會先用滾水煮熟備用，再加入調味料調味，這樣可以避免食材在高湯中吸收過多的鉀離子或磷離子，更適合腎友食用。

2. 挑選調味料，除了檢視鈉含量和磷添加劑，同時也要注意蛋白質的含量，可看包裝後面的營養標示和內容物。在飲食上保持多樣性的口味非常重要，這不僅能增加食慾，也可提供身體更多種類的營養素。

配 菜 | # 泰式炒粄條
1 人份 · 10 分鐘

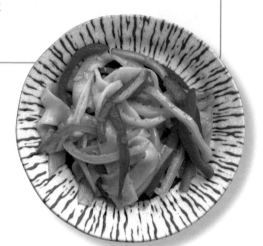

這道料理利用各色甜椒搭配，視覺上更有色彩。使用米做的粄條燙熟後會較軟，而甜椒的脆度可增加嚼勁，口感上更具層次。此外，加入泰國酸辣湯醬、糖和檸檬汁等調味料，充滿濃郁的泰式風味，適量使用不需擔心過多鹽分的攝取。

食材

粄條 50g   紅椒絲 15g
黃椒絲 20g   青椒絲 15g
蒜末 3g

調味料

泰國酸辣湯醬 3g
糖 2g   檸檬汁 3g
水 15g   植物油 5g

步驟

1 煮滾水，放入粄條煮 2 ～ 3 分鐘後盛起備用。

2 熱鍋下油，放入蒜末爆香後，加入紅椒絲、黃椒絲及青椒絲拌炒。

3 接著放入粄條、泰國酸辣醬、糖、檸檬汁拌炒後，再加水煮一下即可起鍋。

Tips 市面上的粄條通常是用麵粉製成，因此蛋白質含量較高，而且口感與麵條類似，富有彈性。選用秈米製成的粄條，煮好後會較軟。挑選時除了看營養標示及成分，也可從口感來分辨。

營養成分

熱量	蛋白質	碳水化合物	脂肪	鈉	鉀	鈣	磷
150.8 大卡	1.1g	23.9g	5.9g	140.7mg	104.8mg	4.5mg	14.6mg

各類食物份數

全穀雜糧類	豆魚蛋肉類	蔬菜類	油脂類	低蛋白熱量補充品
0 份	0 份	0.5 份	1 份	80 大卡

紅綠椒佐葛粉條

1 人份 · 15 分鐘

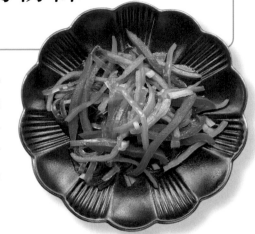

葛粉條的烹煮時間較久，煮熟後呈現透明，而且 Q 彈。由於葛粉條本身味道較為淡雅，因此非常適合用來搭配各種的調味料，例如拌炒或涼拌等料理方式。另外，使用紅椒絲和青椒絲不僅增添色彩，口感上更有層次。

食材

葛粉條 20g　　紅椒絲 25g

青椒絲 25g　　蒜末 3g

調味料

醬油 3g　　　味醂 3g

白胡椒 0.2g　　水 15g

花椒油 2.5g　　植物油 2.5g

步驟

1 先煮一鍋滾水，放入葛粉條煮 10 分鐘（可依照包裝袋的建議時間烹煮）後撈起備用。

2 熱鍋下油，放入蒜末爆香後，加入紅椒絲及青椒絲拌炒。

3 蔬菜炒熟後加入葛粉條，並倒入醬油、味醂、白胡椒、花椒油及水，燜煮一下即可起鍋。

營養成分

熱量	蛋白質	碳水化合物	脂肪	鈉	鉀	鈣	磷
140 大卡	0.8g	23.5g	5g	128.7mg	95.9mg	4.3mg	14.4mg

各類食物份數

全穀雜糧類	豆魚蛋肉類	蔬菜類	油脂類	低蛋白熱量補充品
0 份	0 份	0.5 份	1 份	68.6 大卡

鮑魚菇炒粉絲

配菜

1 人份 ・10 分鐘

捲吧捲吧粉絲的透明片狀外觀十分有趣，煮熟後會自然捲曲，相當符合其名。除了外觀特別，口感也不會過於軟爛且不易吸油，很適合偶爾加入餐點變化。調味上採用了特別挑選的豆瓣醬，其鈉含量與普通鹽巴相近，且不含磷添加劑。

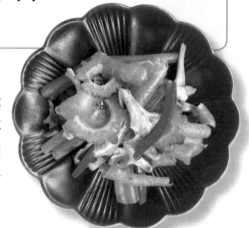

食材

捲吧捲吧粉絲 20g
山苦瓜 20g　　鮑魚菇 20g
紅椒絲 10g　　蒜片 2g

調味料

豆瓣醬 5g　　白胡椒 0.3g
水 10g　　　植物油 5g

步驟

1 先將山苦瓜和鮑魚菇切適當大小、捲吧捲吧粉絲泡 5 ～ 10 分鐘備用。

2 起一鍋滾水，放入捲吧捲吧粉絲煮 2 ～ 3 分鐘熟透後撈起。

3 熱鍋下油，放入山苦瓜、鮑魚菇及紅椒絲、蒜片拌炒。

4 接著加入捲吧捲吧粉絲、豆瓣醬、白胡椒及水拌炒後即可起鍋。

營養成分

熱量	蛋白質	碳水化合物	脂肪	鈉	鉀	鈣	磷
136 大卡	1.1g	21g	5.4g	193.8mg	135.2mg	4.7mg	13mg

各類食物份數

全穀雜糧類	豆魚蛋肉類	蔬菜類	油脂類	低蛋白熱量補充品
0 份	0 份	0.5 份	1 份	70 大卡

炒粄條

1 人份 ・ 10 分鐘

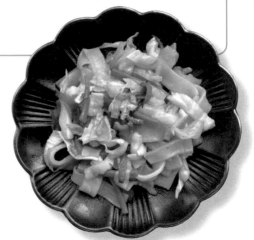

粄條是台灣常見的食材之一，透過紅蔥頭和蝦米的調味，就能煮出獨特的台式風味粄條，整體口感滑順，香氣四溢。米做的粄條質地較為柔軟，經過煮熟後能散發出淡淡的米香味，口感也十分滑嫩，讓人忍不住一口接一口！

食材

粄條 50g	胡蘿蔔絲 10g
高麗菜絲 30g	黑木耳絲 10g
紅蔥頭 2g	蝦米 0.2g
蒜末 3g	

調味料

素蠔油 3g	味醂 2g
白胡椒 0.2g	水 15g
巴薩米克醋 3g	
植物油 5g	

步驟

1 煮滾水，放入粄條煮 2 ~ 3 分鐘後盛起備用。

2 熱鍋下油，放入蒜末、蝦米及紅蔥頭爆香，讓香味釋放出來。

3 加入胡蘿蔔絲、高麗菜絲及黑木耳絲拌炒至蔬菜變熟、變軟。

4 接著放入粄條、蠔油、味醂、白胡椒、巴薩米克醋及水拌炒後即可起鍋。

營養成分

熱量	蛋白質	碳水化合物	脂肪	鈉	鉀	鈣	磷
148.6 大卡	1.5g	24.8g	5.1g	169.1mg	101.5mg	22.5mg	21mg

各類食物份數

全穀雜糧類	豆魚蛋肉類	蔬菜類	油脂類	低蛋白熱量補充品
0 份	0 份	0.5 份	1 份	72 大卡

木耳炒炊粉

1 人份 · 10 分鐘

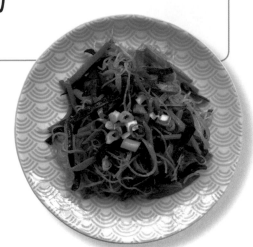

炊粉的口感柔軟、滑嫩,具有嚼勁,且可以輕易地讓醬汁、湯汁吸附在炊粉上,加上使用素蠔油、巴薩米克醋及白胡椒等調味料,讓炊粉散發出誘人的香氣,再搭配清脆的黑木耳和胡蘿蔔等蔬菜,口感會更豐富。

食材

炊粉 20g　　　黑木耳絲 25g
胡蘿蔔絲 25g　蔥花 3g

調味料

素蠔油 3g　　味醂 2g
白胡椒 0.2g　　水 10g
巴薩米克醋 3g
植物油 5g

步驟

1 煮一鍋水,待水煮沸後加入炊粉,依照包裝上的烹調時間烹煮,煮透後盛起備用。

2 熱鍋下油,放入胡蘿蔔絲拌炒,稍微炒軟後加入黑木耳絲一起炒勻。

3 放入炊粉、素蠔油、巴薩米克醋、味醂、白胡椒及水拌炒均勻,撒上蔥花即完成。

營養成分

熱量	蛋白質	碳水化合物	脂肪	鈉	鉀	鈣	磷
148.6 大卡	0.6g	25.3g	5.2g	189.6mg	82.9mg	16.7mg	15.4mg

各類食物份數

全穀雜糧類	豆魚蛋肉類	蔬菜類	油脂類	低蛋白熱量補充品
0 份	0 份	0.5 份	1 份	72.3 大卡

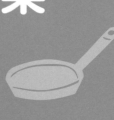

蔬菜
料理

蝦米炒筊白筍

1 人份 ・5 分鐘

食材　筊白筍 50g、蝦米 0.5g、蒜末 3g、蔥花 3g
調味料　鹽 0.2g、白胡椒 0.1g、水 10g、蒜香油 5g

步驟

1 熱鍋下油，放入蒜末、蝦米拌炒至香味出來。

2 接著放入切片的筊白筍拌炒後加水燜煮。

3 最後撒上蔥花，用鹽及白胡椒調味即可起鍋。

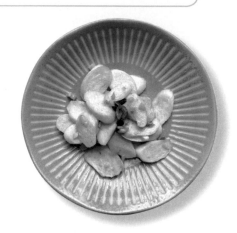

配菜 清炒筊白筍

1 人份 ・5 分鐘

食材　筊白筍 50g、蒜片 2g
調味料　鹽 0.2g、白胡椒 0.1g、水 10g、蒜香油 5g

步驟

1 熱鍋下油，放入蒜片拌炒。

2 接著加入切片的筊白筍及水拌炒，炒熟後撒上
　鹽及白胡椒調味即可起鍋。

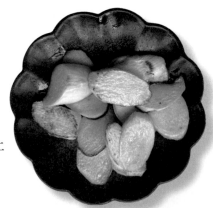

 筊白筍有豐富的膳食纖維及維生素 A、C、K，產季在 3 ～ 5 月，可以清炒搭
配蒜片或蝦米來增添風味。

配菜

炒甜椒

1 人份 · 5 分鐘

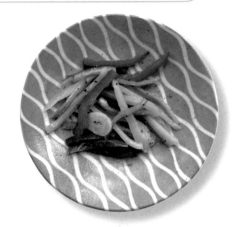

食材　紅椒 15g、黃椒 20g、青椒 15g、蒜片 2g

調味料　鹽 0.2g、黑胡椒 0.1g、水 10g、植物油 5g

步驟

1 熱鍋下油，放入蒜片拌炒。

2 接著放入切成絲的紅椒、黃椒及青椒拌炒，並加水燜煮至想要的熟度，最後撒上鹽及黑胡椒調味。

 配菜

烤甜椒

1 人份 · 20 分鐘

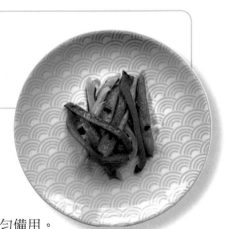

食材　紅椒 25g、黃椒 25g

調味料　鹽 0.2g、巴薩米克醋 2g、植物油 5g

步驟

1 先將紅椒及黃椒洗淨切半去籽，倒入植物油拌勻備用。

2 將紅椒和黃椒的皮面向上，放入預熱好的烤箱以 180 度烤 15 分鐘。

3 烤完趁熱將紅椒和黃椒剝皮，並切成細絲狀，以巴薩米克醋及鹽調味，拌勻即可。

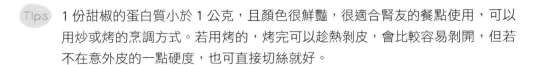

Tips　1 份甜椒的蛋白質小於 1 公克，且顏色很鮮豔，很適合腎友的餐點使用，可以用炒或烤的烹調方式。若用烤的，烤完可以趁熱剝皮，會比較容易剝開，但若不在意外皮的一點硬度，也可直接切絲就好。

配 菜 ｜ # 涼拌白花椰菜

1 人份 ・8 分鐘

食材　　白花椰菜 50g
調味料　鹽 0.2g、白胡椒 0.1g、植物油 5g

步驟

1 先起一鍋水煮滾，放入切好的白花椰菜，燙 5 分鐘後撈起。

2 取一小碗，加入燙好的白花椰菜、鹽、白胡椒及油拌勻即完成。

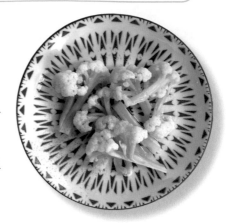

 配 菜 ｜ # 蒜炒白花椰菜

1 人份 ・8 分鐘

食材　　白花椰菜 40g、胡蘿蔔絲 10g、蒜片 3g
調味料　鹽 0.2g、白胡椒 0.1g、水 15g、植物油 5g

步驟

1 熱鍋下油，放入蒜片及胡蘿蔔絲拌炒。

2 放入切好的白花椰菜，拌炒一下加水燜煮，白花椰菜煮軟後撒上鹽及白胡椒拌勻即可起鍋。

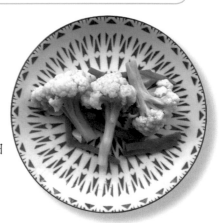

Tips　白花椰菜和青花菜都是有立體形狀的蔬菜，很適合當便當菜。青花菜因為蛋白質含量比較高，所以捨棄不用。白花椰菜是十字花科蔬菜，含有豐富的膳食纖維，維生素 C、K、B6，葉酸及硫化物，是很棒的食材。

蒜香茄子

配 菜

1 人份 ・8 分鐘

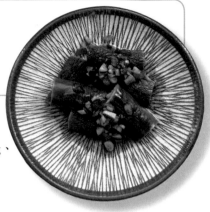

食材　茄子 50g、蒜末 3g、蔥花 3g、辣椒末 1g

調味料　醬油 1g、素蠔油 1g、糖 0.5g、巴薩米克醋 1g、
水 5g、植物油 5g

步驟

1 先起一鍋水煮滾，放入切成適當大小的茄子，燙 3 分鐘後撈起。

2 熱鍋下油，放入蒜末、蔥花、辣椒末拌炒，加入醬油、蠔油、糖、巴薩米克醋及
水拌勻後，最後將醬汁淋上茄子即可上桌。

Tips　茄子的紫色可以用來增添便當的配色，川燙時白面向上，紫色面向下，可以
保持完美的紫色。

涼拌茄子

配 菜

1 人份 ・8 分鐘

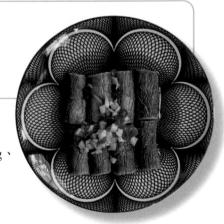

食材　茄子 50g、蒜末 3g、薑末 3g、辣椒末 3g

調味料　醬油 3g、味醂 2g、蒜香花椒油 2g、水 5g、
香油 5g

步驟

1 先起一鍋水煮滾，放入切成適當大小的茄子，燙 2 ～ 3 分鐘後撈起。

2 熱鍋下油，放入蒜末、薑末、辣椒末拌炒，接著加入醬油、味醂、花椒油及
水拌勻後，將醬汁淋上茄子即可上桌。

Tips　茄子很適合使用辛香料蒜頭、蔥、薑、辣椒來搭配出不同的風味。茄子軟嫩易
入口，也很適合牙口不好的人。

醬炒苦瓜

1 人份 · 8 分鐘

食材 苦瓜 40g、胡蘿蔔絲 10g

調味料 醬油 2g、糖 0.5g、水 10g、植物油 5g

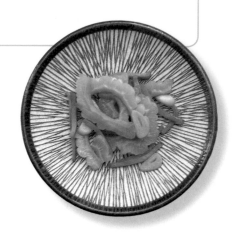

步驟

1 熱鍋下油，放入胡蘿蔔絲及切好的苦瓜拌炒。

2 接著放入糖拌勻，再加醬油和水稍微燜煮後即可起鍋。

Tips 苦瓜屬於蛋白質比較低的蔬菜，1 份苦瓜的蛋白質只有 0.88 公克，很適合用來平均蛋白質含量比較高的蔬菜。

 烤黃櫛瓜

1 人份 · 20 分鐘

食材 黃櫛瓜 50g

調味料 鹽 0.2g、黑胡椒 0.2g、植物油 5g

步驟

1 將黃櫛瓜切約 0.5 公分的薄片，並倒入植物油拌勻備用。

2 烤箱預熱至 180 度，放入黃櫛瓜片烤 10 ～ 15 分鐘，取出後灑上鹽及黑胡椒即可上菜。

Tips 1. 黃櫛瓜用炒的有時候會有苦味，用烤的比較有甜味。
2. 記得在櫛瓜兩面都要抹上油，烤起來會比較漂亮。

配 菜 | # 三杯鮑魚菇
1 人份 ・8 分鐘

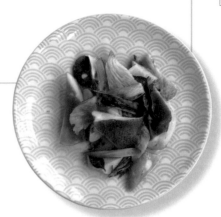

食材 　鮑魚菇 50g、蔥段 3g、薑片 3g、蒜片 3g、
　　　　九層塔 3g

調味料 　醬油 3g、冰糖 2g、米酒 3g、麻油 5g

步驟

1 熱鍋下油，放入蔥段、薑片、蒜片爆香。

2 放入切好的鮑魚菇炒至有點出水後，加入醬油、冰糖、米酒一起拌炒。

3 最後撒上九層塔炒勻即完成。

Tips 　鮑魚菇使用三杯的調味方式，吃起來會有點像肉的口感，可以讓愛吃肉料理
　　　　的腎友，得到滿足。

淺綠色蔬菜

配菜

蒜炒白莧菜

1 人份 ・5 分鐘

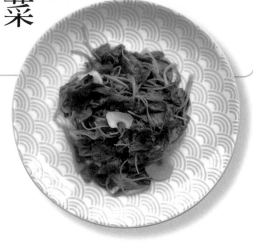

食材

白莧菜 50g

蒜片 2g

調味料

鹽 0.2g

白胡椒 0.1g

水 10g

植物油 5g

步驟

1 熱鍋下油,加入蒜片爆香。

2 放入切好的白莧菜、水拌炒至熟,加鹽及白胡椒調味即可起鍋。

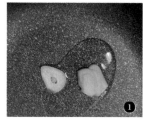 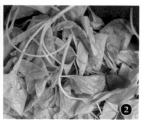

Tips 1. 白莧菜屬於含鐵量高的蔬菜,1 份白莧菜有 4.6 毫克的鐵含量、2.4 公克的蛋白質。蔬菜的鐵是屬於非血基質鐵,身體的吸收率低,因此腎友不適合大量攝取鐵含量高的蔬菜來補鐵,一是考量到吸收後很難達到身體需要的量,二是蔬菜也是含有蛋白質的食物,有些含鐵量高的蔬菜,蛋白質含量相對比較高。

2. 慢性腎臟病病友的貧血,當中約有 1/4 ～ 1/2 的人是發炎性貧血,並非缺鐵性的貧血,不用額外補充過多含鐵的食物,所以確認貧血的原因對腎友來說相當重要。

配 菜

蒜炒小白菜

1 人份 ・5 分鐘

食材　小白菜 50g、蒜片 2g

調味料　鹽 0.2g、白胡椒 0.1g、水 10g、植物油 5g

步驟

1 熱鍋下油，放入蒜片爆香。

2 接著放入切好的小白菜、水，炒至快熟的時候，
用鹽及白胡椒調味即可起鍋。

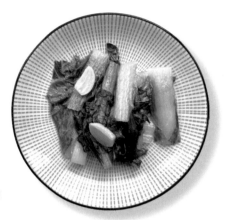

 1 份小白菜的蛋白質小於 1 公克，含有豐富的
膳食纖維及維生素 C、K、B6 等。

 配 菜

蒜炒高麗菜

1 人份 ・10 分鐘

食材　高麗菜 40g、胡蘿蔔絲 10g、蒜片 2g

調味料　鹽 0.2g、白胡椒 0.1g、蒜香油 5g

步驟

1 熱鍋下油，放入蒜片爆香。

2 接著倒入胡蘿蔔絲拌炒。

3 最後加入切好的高麗菜拌炒至熟，加鹽及
白胡椒調味後即可起鍋。

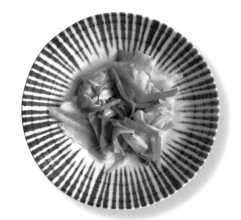

 高麗菜含有豐富的膳食纖維，硫化物及維生素 C、K，可以搭配不同調味料、
辛香料來變換成各式風味的料理。

配 菜 ┃ # 萵苣炒鮑魚菇

1 人份 ・5 分鐘

食材 福山萵苣 40g、鮑魚菇 10g、蒜片 2g

調味料 鹽 0.2g、白胡椒 0.1g、植物油 5g

步驟

1 熱鍋下油，放入蒜片及切好的鮑魚菇，稍微拌炒至出水。

2 接著加入洗淨且切好的福山萵苣拌炒至熟後，撒上鹽及白胡椒調味即可起鍋。

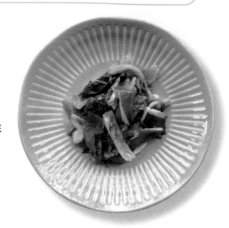

 配 菜 ┃ # 蒜炒 A 菜

1 人份 ・5 分鐘

食材 本島萵苣（A 菜）40g、胡蘿蔔絲 10g、蒜片 2g

調味料 鹽 0.2g、白胡椒 0.1g、水 10g、植物油 5g

步驟

1 熱鍋下油，放入蒜片及胡蘿蔔絲拌炒。

2 接著加入洗淨且切好的本島萵苣、水拌炒，起鍋前用鹽及白胡椒調味。

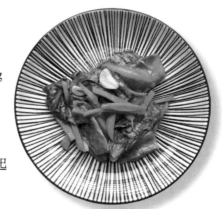

Tips 萵苣多使用於生菜料理，也可以用來炒菜。各種萵苣的口感不太相同，福山萵苣口味略帶苦味，可以搭配不同食材如鮑魚菇及胡蘿蔔一同料理來增添風味。

枸杞絲瓜

1 人份 · 8 分鐘

食材　絲瓜 50g、枸杞 2g
調味料　鹽 0.2g、白胡椒 0.1g、水 10g、植物油 5g

步驟

1 熱鍋下油，加入切塊的絲瓜拌炒。

2 接著放入枸杞及水，煮到絲瓜變軟及出水。

3 最後撒上鹽及白胡椒調味即可起鍋。

 絲瓜烹煮後會相當軟嫩，很適合牙口不好的人。絲瓜可以搭配薑絲，或者一點枸杞來配色，整道菜的顏色會更加分。

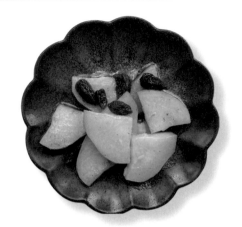

 薑絲炒絲瓜

1 人份 · 8 分鐘

食材　絲瓜 50g、薑絲 2g
調味料　鹽 0.2g、白胡椒 0.1g、水 10g、植物油 5g

步驟

1 熱鍋下油，放入薑絲拌炒至香味飄出。

2 接著放入切塊的絲瓜炒至熟後，倒入鹽、白胡椒及水炒勻即可起鍋。

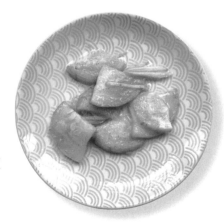

蝦米炒蒲瓜

1 人份 · 10 分鐘

食材　蒲瓜 40g、胡蘿蔔 10g、蒜片 2g、蝦米 0.2g

調味料　鹽 0.2g、白胡椒 0.1g、水 10g、植物油 5g

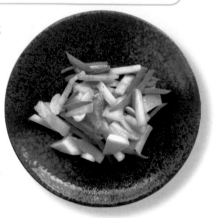

步驟

1 熱鍋下油，放入蒜片及蝦米爆香。

2 接著放入切好的胡蘿蔔及蒲瓜拌炒。

3 最後加水燜煮至蒲瓜變軟，約 5 分鐘左右，起鍋前用鹽及白胡椒調味。

Tips　蒲瓜是蛋白質非常低的蔬菜，一份蒲瓜只有 0.49 公克的蛋白質，很適合腎友使用。蒲瓜質地柔軟，尤其適合牙口不好的人食用，烹調時將蒲瓜切成絲狀，更能展現其柔軟嫩滑的口感。

蝦米燴娃娃菜

1 人份 · 10 分鐘

食材　娃娃菜 50g、蝦米 0.1g

調味料　鹽 0.2g、太白粉 2g + 水 10g、植物油 5g

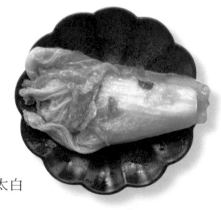

步驟

1 煮一鍋滾水，放入整株清洗乾淨的娃娃菜，燙 3 分鐘後撈起；太白粉加水拌開備用。

2 熱鍋下油，倒入蝦米拌炒至香味飄出。

3 接著放入娃娃菜拌炒，撒鹽調味，關火加入太白粉水，攪拌均勻即完成。

蒜炒娃娃菜

1 人份 ・6 分鐘

食材　娃娃菜 40g、胡蘿蔔絲 10g、蒜片 2g
調味料　鹽 0.2g、白胡椒 0.1g、水 5g、蒜香油 5g

步驟

1 熱鍋下油，放入蒜片及胡蘿蔔絲拌炒。

2 接著加入切成適當大小的娃娃菜，以及水拌炒，
起鍋前用鹽及白胡椒調味。

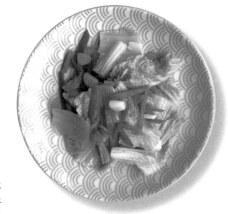

Tips　娃娃菜屬於十字花科的蔬菜，葉片嫩綠，很
容易清洗與料理，且本身帶有甜味，可以清
炒、燴煮等多種方式。

胡蘿蔔炒大黃瓜

1 人份 ・10 分鐘

食材　大黃瓜 40g、胡蘿蔔 10g、蒜片 2g
調味料　鹽 0.2g、白胡椒 0.1g、水 15g、植物油 5g

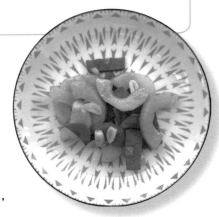

步驟

1 熱鍋下油，加入蒜片爆香。

2 接著放入切成片狀的胡蘿蔔拌炒。

3 加入切成適當大小的大黃瓜，以及水拌炒至軟後，
倒入鹽及白胡椒調味。

Tips　1 份大黃瓜蛋白質含量少於 1 公克，大黃瓜口感清爽，是夏季消暑料理的好
選擇。

開陽白菜

1 人份 ・10 分鐘

食材 大白菜 40g、胡蘿蔔 10g、蝦米 1g、蒜末 3g

調味料 太白粉 3g+ 水 15g、鹽 0.2g、
白胡椒 0.2g、水 10g、植物油 5g

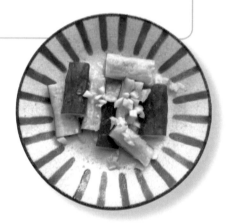

步驟

1 熱鍋下油,放入蒜末及蝦米爆香。

2 放入切好的大白菜、胡蘿蔔和水一起拌炒。

3 菜炒軟後撒上鹽及白胡椒調味,並加入太白粉水煮出勾芡即可起鍋。

Tips 開陽白菜這道料理,開陽指的是蝦米,搭配白菜來烹煮。蝦米本身含有蛋白質,可以用來增加風味,但需要注意使用的分量。

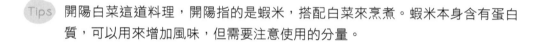

涼拌小黃瓜

1 人份 ・5 分鐘

食材 小黃瓜 50g、蒜末 2g

調味料 鹽 0.3g、糖 1g、香油 5g

步驟

1 先將小黃瓜略刮掉外皮,並切段,起一鍋滾水,放入小黃瓜川燙一會兒後盛起備用。

2 以刀面拍壓碎小黃瓜,用鹽、糖、蒜末及香油抓醃後,放入冰箱冰鎮即完成。

Tips 小黃瓜用刀面拍壓碎的方式,可以讓小黃瓜醃製起來更容易入味。

深綠色蔬菜

清 炒 水 耕 菜

1 人份 ・5 分鐘

食材 水耕菜 50g、蒜片 2g

調味料 鹽 0.2g、水 5g、蒜香油 5g

步驟

1 熱鍋下油，放入蒜片爆香。

2 接著加入切好的水耕菜和水一起拌炒，起鍋前撒鹽調味。

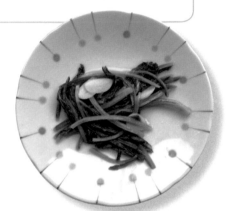

Tips 水耕菜是以水耕方式種植的蔬菜，通常在溫室中種植。水耕菜含有豐富的維生素 A、C、K 及膳食纖維，料理方式可以搭配蒜片或者蒜香油，可增添料理的香氣。

炒 芥 藍 菜

1 人份 ・6 分鐘

食材 薑片 3g、芥藍菜 50g

調味料 鹽 0.2g、米酒 5g、糖 0.2g、植物油 5g

步驟

1 熱鍋下油，放入薑片拌炒。

2 接著加入切好的芥藍菜和米酒炒出香氣。

3 最後加鹽調味，快起鍋前加糖拌炒即可起鍋。

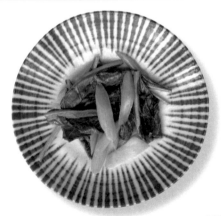

蒜炒芥藍菜

1 人份 ・5 分鐘

食材 芥藍菜 50g、蒜片 2g
調味料 鹽 0.2g、蒜香油 5g

步驟

1 熱鍋下油,加入蒜片爆香。

2 放入切好的芥藍菜拌炒至熟後,加鹽調味即可起鍋。

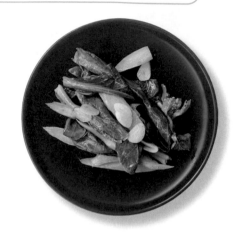

 胡蘿蔔炒芥藍菜

1 人份 ・6 分鐘

食材 芥藍菜 40g、胡蘿蔔 10g、蒜片 2g
調味料 鹽 0.2g、白胡椒 0.1g、水 10g、植物油 5g

步驟

1 熱鍋下油,放入蒜片及切成粗絲的胡蘿蔔拌炒。

2 加入切好的芥藍菜炒勻後,用鹽、白胡椒及水調味即可起鍋。

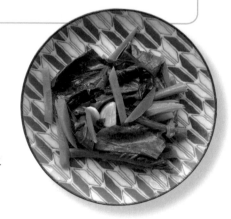

Tips 芥藍菜含有豐富的維生素 A、C、K 及膳食纖維,而且其蛋白質含量在深綠色蔬菜中算不高,一份芥藍菜含 1.74 公克的蛋白質。芥藍菜有種獨特的苦味,不喜歡苦味的人可以在料理時用一點糖中和。加糖的時機,記得要在即將起鍋前放入,避免糖遇熱焦化又產生出更多苦味。

配菜

蒜炒青江菜

1 人份 ・5 分鐘

食材　青江菜 50g、蒜片 2g

調味料　鹽 0.2g、白胡椒 0.1g、水 10g、
　　　　蒜香油 5g

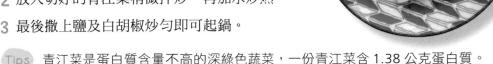

步驟

1 熱鍋下油，放入蒜片爆香。

2 放入切好的青江菜稍微拌炒，再加水炒熟。

3 最後撒上鹽及白胡椒炒勻即可起鍋。

Tips　青江菜是蛋白質含量不高的深綠色蔬菜，一份青江菜含 1.38 公克蛋白質。

 配菜

蒜炒小松菜

1 人份 ・5 分鐘

食材　小松菜 40g、胡蘿蔔 10g、蒜片 2g

調味料　鹽 0.2g、白胡椒 0.2g、植物油 5g

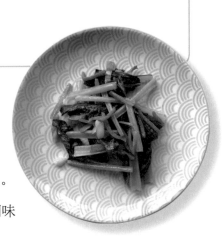

步驟

1 熱鍋下油，放入蒜片及切成細絲的胡蘿蔔拌炒。

2 接著加入切好的小松菜拌炒，用鹽、白胡椒調味
　即可起鍋。

Tips　小松菜是蛋白質含量不高的深綠色蔬菜，一份小松菜含 1.4 公克蛋白質，且有
　　　豐富的維生素 C、鈣及膳食纖維。小松菜帶有微苦的味道，簡單用鹽調味即可。

蒜炒菠菜

1 人份 ・5 分鐘

食材 菠菜 50g、蒜片 2g

調味料 鹽 0.2g、水 10g、蒜香油 5g

步驟

1 熱鍋下油,放入蒜片拌炒。

2 接著放入菠菜及水炒熟,起鍋前用鹽調味。

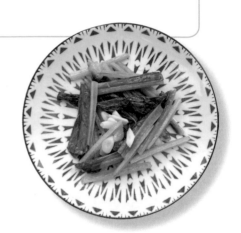

Tips 菠菜含有維生素 A、C、K,膳食纖維及鈣質,但是鉀含量高,需限鉀者要先
燙過再拌炒,記得拌炒後的菜湯不要喝。

烤櫛瓜

1 人份 ・20 分鐘

食材 綠櫛瓜 50g

調味料 鹽 0.2g、黑胡椒 0.2g、植物油 5g

步驟

1 將櫛瓜切成約 0.5 公分的薄片,並加入油拌勻。

2 烤箱預熱至 180 度,放入櫛瓜片烤 10 ～ 15 分鐘,
取出後灑上鹽及黑胡椒即可上菜。

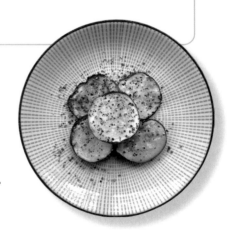

Tips 綠櫛瓜在台灣的產季是每年 10 月到次年 4 月,口感清脆多汁,烹調方式可以
炒、烤。烤櫛瓜時,記得雙面都要沾上橄欖油,烤起來才會漂亮。

沙茶空心菜

1 人份 ・8 分鐘

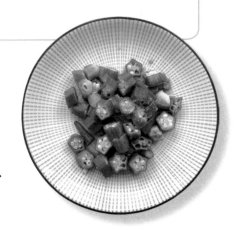

食材 空心菜 50g、蒜片 3g

調味料 沙茶醬 2g、鹽 0.2g、米酒 3g、水 10g、
植物油 5g

步驟

1 將空心菜切段，菜梗和菜葉分開備用。

2 熱鍋下油，放入蒜片爆香。

3 先炒空心菜梗的部分，炒至稍軟後加入空心菜葉，差不多快熟後倒入米酒炒勻。

4 最後加入沙茶醬及鹽一起拌炒。

Tips 空心菜是蛋白質含量比較高的蔬菜，一份空心菜含 2.6 公克的蛋白質，只能偶爾使用。本道料理使用牛頭牌沙茶醬調味，沙茶醬其實鹽分不高，10 公克的沙茶醬只含 44 毫克的鈉，油脂的比例比較高，可將沙茶醬當成帶點鹽味的油脂使用，加一點來變化餐點的調味。

 山葵拌秋葵

1 人份 ・8 分鐘

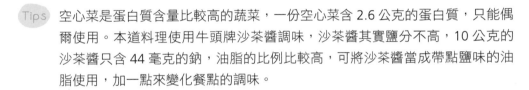

食材 秋葵 50g

調味料 醬油 2g、味醂 2g、山葵 2g、香油 5g

步驟

1 先煮一鍋滾水，放入秋葵燙熟備用。

2 把燙熟的秋葵切成星狀大小，淋上醬油、味醂、山葵及香油即完成。

配 菜

日式秋葵
1 人份 ・5 分鐘

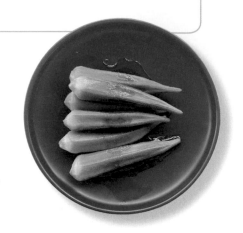

食材 黃秋葵 50g

調味料 醬油 2g、味醂 2g、香油 5g

步驟

1 煮一鍋滾水,放入秋葵川燙。

2 燙熟後起鍋,淋上醬油、味醂和香油攪拌均勻。

Tips 這道菜的料理方式很適合腎友,烹調步驟就是先將秋葵燙過再調味,腎友要記得添加油脂,才會有一定的熱量攝取。

 配 菜

清炒蘆筍
1 人份 ・6 分鐘

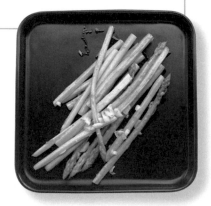

食材 蘆筍 50g、蒜末 2g

調味料 鹽 0.2g、白胡椒 0.1g、水 10g、植物油 5g

步驟

1 熱鍋下油,放入切段的蘆筍拌炒。

2 接著倒入水,蘆筍炒至差不多熟後,加入蒜末、鹽及白胡椒調味。

Tips 蘆筍是蛋白質相對高的蔬菜,一份蘆筍(100 公克)含蛋白質約 2.7 公克,偶爾使用就好。如果有用到蘆筍,當餐的其他蔬菜搭配就盡量挑選蛋白質較低的食材,像是這餐搭配的甜椒、洋蔥和茄子,都是屬於蛋白質含量比較低的。

鮑魚菇炒山苦瓜

1 人份 ・8 分鐘

食材　山苦瓜 40g、鮑魚菇 10g

調味料　醬油 2g、味醂 2g、糖 1g、水 10g、
　　　　植物油 5g

步驟

1 先煮一鍋滾水，將切成適當大小的山苦瓜川燙 3 分
鐘後盛起備用。

2 熱鍋下油，放入切成粗絲的鮑魚菇拌炒。

3 最後加入山苦瓜、醬油、味醂、糖及水一起炒勻。

Tips　山苦瓜的產季在夏季，帶有苦味，在烹調過程中可以加糖中和。

 舞菇炒水蓮

1 人份 ・5 分鐘

食材　水蓮 40g、舞菇 10g、蒜片 2g

調味料　鹽 0.2g、白胡椒 0.1g、植物油 5g

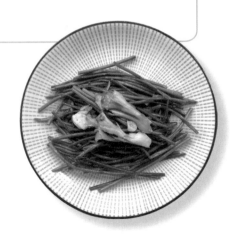

步驟

1 先將水蓮切段、舞菇手撕成條狀備用。

2 熱鍋下油，放入蒜片及舞菇，並拌炒至出水。

3 加入水蓮炒熟後，用鹽及白胡椒調味。

Tips　水蓮是蛋白質含量不高的深綠色蔬菜，一份水蓮含 1.1 公克蛋白質，且有豐富
的膳食纖維及維生素 C。在做腎友餐點時，若想搭配菇類，可以使用舞菇及鮑
魚菇，這兩種菇的蛋白質含量較低，且舞菇富含維生素 D。舞菇有其獨特的菇
風味，喜歡吃菇類的腎友可以嘗試看看。

食物代換表

品名		蛋白質（公克）	脂肪（公克）	醣類（公克）	熱量（大卡）
乳品類	（全脂）	8	8	12	150
	（低脂）	8	4	12	120
	（脫脂）	8	+	12	80
豆、魚、蛋、肉類	（低脂）	7	3	+	55
	（中脂）	7	5	+	75
	（高脂）	7	10	+	120
全穀雜糧類		2	+	15	70
蔬菜類		1		5	25
水果類		+		15	60
油脂與堅果種子類			5		45

+：表微量

（註）有關主食類部分，若採糖尿病、低蛋白飲食時，米食蛋白質含量以 1.5 公克，麵食蛋白質以 2.5 公克計。

乳品類

全脂：每份含蛋白質 8 公克，脂肪 8 公克，醣類有 12 公克，熱量 150 大卡		
名稱	分量	計量
全脂奶	1 杯	240 毫升
全脂奶粉	4 湯匙	30 公克
蒸發奶	1/2 杯	120 毫升
＊起司片	2 片	45 公克
＊乳酪絲		35 公克

低脂：每份含蛋白質 8 公克，脂肪 4 公克，醣類有 12 公克，熱量 120 大卡		
名稱	分量	計量
低脂奶	1 杯	240 毫升
低脂奶粉	3 湯匙	25 公克
優格（無糖）	3/4 杯	210 公克
優酪乳（無糖）	1 杯	240 毫升

脫脂：每份含蛋白質 8 公克，醣類有 12 公克，熱量 80 大卡		
名稱	分量	計量
脫脂奶	1 杯	240 毫升
脫脂奶粉	2.5 湯匙	20 公克

（註）＊醣類含量較其他乳製品為低。每份醣類含量（公克）：起司片 2.9、乳酪絲 2.1。

豆、魚、蛋、肉類

項目	食物名稱		可食部分生重（公克）	可食部分熟重（公克）
水產 (1)	◎蝦米		15	
	◎小魚干		10	
	◎蝦皮		20	
	魚脯		30	
	鰹魚、鮪魚		30	
	一般魚類		35	
	白鯧		40	
	蝦仁		50	

每份含蛋白質 7 公克，脂肪 3 公克以下，熱量 55 大卡

項目	食物名稱	可食部分生重	可食部分熟重
水產 (1)	◎◎小卷（鹹）	35	
	◎花枝	60	
	◎◎章魚	55	
	＊魚丸（不包肉）(+10 公克碳水化合物)	55	55
	牡蠣	65	35
	文蛤	160	
	白海參	100	
家畜	豬大里肌（瘦豬後腿肉）（瘦豬前腿肉）	35	30
	牛腱	35	
	＊牛肉干（+5 公克 碳水化合物）	20	
	＊豬肉干（+5 公克 碳水化合物）	15	
	＊火腿（+5 公克 碳水化合物）	45	
家禽	雞里肉、雞胸肉	30	
	雞腿	40	
內臟	牛肚	50	
	◎雞胗	40	
	豬心	45	
	◎豬肝	30	20
	◎◎雞肝	40	30
	◎膽肝	20	
	◎◎豬腎	45	
	◎◎豬血	110	
蛋	雞蛋白	60	
豆類及其製品	黃豆 (+5 公克 碳水化合物)	20	
	黑豆 (+10 公克 碳水化合物)	25	
	毛豆 (+5 公克 碳水化合物)	50	
豆類及其製品	豆包	30	
	干絲	40	
	臭豆腐	50	
	無糖豆漿	190 毫升	
	麵腸	35	
	麵丸	40	
	＃烤麩	35	

（註）＊含碳水化合物成分，熱量較其他食物為高。
　　　◎每份膽固醇含量 50 ～ 99 毫克。
　　　◎◎每份膽固醇含量 ≧ 100 毫克。
　　　＃資料來源：中國預防醫學科學院、營養與食品衛生研究所編註之食物成分表。
　　　(1) 本欄精算油脂時，水產脂肪量以 1 公克以下計算。

豆、魚、蛋、肉類

每份含蛋白質 7 公克，脂肪 5 公克，熱量 75 大卡			
項目	食物名稱	可食部分生重（公克）	可食部分熟重（公克）
水產	虱目魚、烏魚、肉鯽、鹹鰛魚、鮭魚	35	30
	＊魚肉鬆 (+10 公克 碳水化合物)	25	
	鱈魚、比目魚	50	

水產	＊虱目魚丸、花枝丸 (+7 公克 碳水化合物)	50	
	＊旗魚丸、魚丸 (包肉)(+7 公克 碳水化合物)	60	
家畜	豬大排、豬小排	35	30
	豬後腿肉、豬前腿肉、羊肉、豬腳	35	30
家畜	＊豬肉鬆 (+5 公克 碳水化合物)、肉脯	20	
	低脂培根	40	
家禽	雞翅、雞排	40	
	雞爪	30	
	鴨賞	25	
內臟	豬舌	40	
	豬肚	50	
	◎◎豬小腸	55	
	◎◎豬腦	60	
蛋	◎◎雞蛋	55	
豆類及其製品	百頁結	50	
	＊豆枝 (+5 公克 油脂 +30 公克 碳水化合物)	60	
	油豆腐	55	
	豆豉	35	
	五香豆干	35	
	小方豆干	40	
	黃豆干	70	
	傳統豆腐	80	
	嫩豆腐	140(1/2 盒)	

食物名稱	碳水化合物 (公克)	可食部分生重 (公克)	可食部分熟重 (公克)
＊素獅子頭	5	50	
＊素火腿	3	40	
＊素油雞	7	55	
＊素香鬆	12	25	

(註) ＊含碳水化合物成分，熱量較其他食物為高。
◎◎每份膽固醇含量 ≧ 100 毫克。

豆、魚、蛋、肉類

每份含蛋白質 7 公克，脂肪 10 公克，熱量 120 大卡		
食物名稱	可食部分生重 (公克)	可食部分熟重 (公克)
秋刀魚	35	
牛肉條	40	
＊豬肉酥 (+5 公克 碳水化合物)	20	
◎雞心	45	
素雞	40	
素魚	35	
＊素雞塊 (+7 公克 碳水化合物)	50	
百頁豆腐	70	
麵筋泡	15	

	每份含蛋白質 7 公克，脂肪 10 公克以上，熱量 135 大卡以上，應少食用		
項目	食物名稱	可食部分生重（公克）	可食部分熟重（公克）
家畜	豬蹄膀	40	
	梅花肉	35	
家畜	牛腩	40	
	◎◎豬大腸	100	
加工製品	香腸、蒜味香腸、五花臘肉	40	
	熱狗、五花肉	50	
	＊ 素肉燥 (+10 公克 碳水化合物)	65	

（註）＊含碳水化合物成分，熱量較其他食物為高。
　　　◎每份膽固醇含量 50 ～ 99 毫克。　　　◎◎每份膽固醇含量 ≧ 100 毫克。

全穀雜糧類

			每份含蛋白質 2 公克，醣類有 15 公克，熱量 70 大卡		
名稱	份量	可食重量（公克）	名稱	份量	可食重量（公克）
米類					
米、黑米、小米、糯米等	1/8 杯（米杯）	20	糙米、什穀米、胚芽米	1/8 杯（米杯）	20
飯	1/4 碗	40	粥（稠）	1/2 碗	125
白年糕		30	芋頭糕		60
蘿蔔糕 6x8x1.5 公分	1 塊	50	豬血糕		35
小湯圓（無餡）	約 10 粒	30			
麥類					
大麥、小麥、蕎麥		20	麥粉	4 湯匙	20
麥片	3 湯匙	20	麵粉	3 湯匙	20
麵條（乾）		20	麵條（濕）		30
麵條（熟）	1/2 碗	60	拉麵		25
油麵	1/2 碗	45	鍋燒麵（熟）		60
◎通心粉（乾）	1/3 杯	20	◎義大利麵（乾）、全麥		20
麵線（乾）		25	餃子皮	3 張	30
餛飩皮	3-7 張	30	春捲皮	1 1/2 張	30
饅頭 1	1/3 個（中）	30	山東饅頭	1/6 個	30
吐司、全麥吐司	1/2~1/3 片	30	餐包	1 個（小）	30
漢堡麵包	1/2 個	25	△菠蘿麵包 (+1 茶匙油)	1/3 個（小）	30
△奶酥麵包 (+1 茶匙油)	1/3 個（小）	30	蘇打餅干	3 片	20
△ 燒餅 (+1/2 茶匙油)	1/4 個	20	△ 油條 (+3 茶匙油)	2/3 根	40
◎ 甜不辣		70			
根莖類					
馬鈴薯 (3 個 / 斤)	1/2 個（中）	90	蕃薯 (4 個 / 斤)	1/2 個（小）	55
山藥	1 塊	80	芋頭（滾刀塊 3-4 塊）	1/5 個（中）	55
荸薺	8 粒	100	蓮藕		100

雜糧類					
玉米或玉米粒	2/3 根	85	爆米花 (不加奶油)	1 杯	15
◎ 薏仁	1 1/2 湯匙	20	◎ 蓮子 (乾)	40 粒	25
栗子 (乾)	3 粒 (大)	20	菱角	8 粒	60
南瓜		85	◎ 豌豆仁		70
◎ 皇帝豆		65			
高蛋白質乾豆類					
◎ 紅豆、綠豆、花豆	2 湯匙 (乾)	25	◎ 蠶豆、刀豆	2 湯匙 (乾)	20
◎ 鷹嘴豆	2 湯匙 (乾)	25			
其他澱粉製品					
* 冬粉 (乾)	1/2 把	15	* 藕粉	3 湯匙	20
* 西谷米 (粉圓)	1 1/2 湯匙	15	* 米苔目 (濕)		50
* 米粉 (乾)		20	* 米粉 (濕)	1/2 碗	30~50
芋圓、地瓜圓 (冷凍)		30	河粉 (濕)		25
越南春捲皮 (乾)		20	蛋餅皮、蔥油餅皮 (冷凍)		35

(註) * 蛋白質較其他主食為低，飲食需限制蛋白質時可多利用。每份蛋白質含量 (公克)：冬粉 0.02、藕粉 0.02、西谷米 0.02、米苔目 0.3、米粉 0.1、蒟蒻 0.1。
　　　◎蛋白質較其他主食為高。每份蛋白質含量 (公克)：通心粉 2.5、義大利麵 2.7、甜不辣 8.8、薏仁 2.8、蓮子 4.8、豌豆仁 5.4、紅豆 5.1、綠豆 5.4、花豆 5.3、蠶豆 2.7、刀豆 4.9、鷹嘴豆 4.7、皇帝豆 5.1。
　　　△菠蘿麵包、奶酥麵包、燒餅、油條等油脂含量較高。

蔬菜類

每份 100 公克 (可食部分) 含蛋白質 1 公克，醣類 5 公克，熱量 25 大卡							
食物名稱							
* 黃豆芽	胡瓜	葫蘆瓜	蒲瓜 (扁蒲)	木耳	茭白筍	* 綠豆芽	洋蔥
甘藍	高麗菜	山東白菜	包心白菜	翠玉白菜	芥菜	萵苣	冬瓜
玉米筍	小黃瓜	苦瓜	甜椒 (青椒)	澎湖絲瓜	芥蘭菜嬰	胡蘿蔔	鮮雪裡紅
蘿蔔	球莖甘藍	麻竹筍	綠蘆筍	小白菜	韭黃	芥蘭	油菜
空心菜	* 油菜花	青江菜	美國芹菜	紅鳳菜	* 皇冠菜	紫甘藍	萵苣葉
* 龍鬚菜	花椰菜	韭菜花	金針菜	高麗菜芽	茄子	黃秋葵	番茄 (大)
* 香菇	牛蒡	竹筍	半天筍	* 苜蓿芽	鵝菜心	韭菜	* 地瓜葉
芹菜	茼蒿	* 紅莧菜	(番薯葉)	* 荷蘭豆菜心	鵝仔白菜	* 青江菜	白鳳菜
* 柳松菇	* 洋菇	猴頭菇	* 黑甜菜	芋莖	金針菇	* 小芹菜	莧菜
野苦瓜	紅梗珍珠菜	川七	番茄罐頭	角菜	菠菜	* 草菇	

(註) # 本表依照蔬菜鉀離子含量排列由左至右，由上而下漸增。下欄之鉀離子含量最高，因此血鉀高的病人應避免食用。
　　　* 表示該蔬菜之蛋白質含量較高。

水果類

每份含碳水化合物 15 公克，熱量 60 大卡				
食物名稱		購買量 (公克)	可食量 (公克)	分量
柑橘類	油柑 (金棗)(30 個 / 斤)	120	120	6 個
	柳丁 (4 個 / 斤)	170	130	1 個
	香吉士	185	130	1 個

柑橘類	椪柑 (3 個 / 斤)	190	150	1 個
	桶柑 (海梨)(4 個 / 斤)	190	155	1 個
	＊白柚	270	165	2 片
	葡萄柚	245	165	3/4 個
蘋果類	青龍蘋果	130	115	小 1 個
	五爪蘋果	140	125	小 1 個
	富士蘋果	145	130	小 1 個
瓜類	＊＊哈密瓜	300	150	1/4 個
	＊木瓜 (1 個 / 斤)	165	150	1/3 個
	＊＊香瓜 (美濃)	245	165	2/3 個
	＊紅西瓜	320	180	1 片
	黃西瓜	320	195	1/3 個
	＊＊太陽瓜	240	215	2/3 個
	＊＊新疆哈密瓜	290	245	2/5 個
芒果類	金煌芒果	140	105	1 片
	愛文芒果	225	150	1 1/2 片
芭樂類	＊ 葫蘆芭樂	-	155	1 個
	＊ 土芭樂	-	155	1 個
	＊ 泰國芭樂 (1 個 / 斤)	-	160	1/3 個
梨類	西洋梨	165	105	1 個
	粗梨	140	120	小 1 個
	水梨	210	145	3/4 個
桃類	仙桃	75	50	1 個
	水蜜桃 (4 個 / 斤)	150	145	小 1 個
	＊ 玫瑰桃	150	145	1 個
	＊＊ 桃子	250	220	1 個
李類	黑棗梅 (12 個 / 斤)	115	110	3 個
	加州李 (4 個 / 斤)	125	120	小 1 個
	李子 (14 個 / 斤)	155	145	4 個
棗類	紅棗	30	25	10 個
	黑棗	30	25	9 個
	＊ 綠棗子	140	130	2 個
柿類	柿餅	35	33	3/4 個
	紅柿 (6 個 / 斤)	105	100	3/4 個

（註）＊ 每份水果含鉀量 200 ～ 399 毫克。　　＊＊ 每份水果含鉀量 ≧ 400 毫克

每份含碳水化合物 15 公克，熱量 60 大卡			
食物名稱	購買量 (公克)	可食量 (公克)	份量
其他　榴槤	130	45	1/4 瓣
＊ 釋迦 (3 個 / 斤)	105	60	1/2 個
＊ 香蕉 (3 根 / 斤)	95	70	大 1/2 根 小 1 根
櫻桃	85	80	9 個

	食物名稱	購買量	可食量	分量
其他	紅毛丹	150	80	
	山竹 (7 個 / 斤)	420	84	5 個
	葡萄	105	85	13 個
	＊ 龍眼	130	90	13 個
	荔枝 (30 個 / 斤)	185	100	9 個
	火龍果		110	
	＊ 奇異果 (6 個 / 斤)	125	105	1 1/2 個
	鳳梨 (4 斤 / 個)	205	110	1/10 片
	百香果 (6 個 / 斤)		140	2 個
其他	枇杷	230	155	
	＊ 草莓	170	160	小 16 個
	蓮霧 (6 個 / 斤)	180	165	2 個
	楊桃 (2 個 / 斤)	180	170	3/4 個
	＊ 聖女蕃茄	220	220	23 個
乾類 #	椰棗		20	
	芒果乾		20	
	芭樂乾		20	
	無花果乾		20	
	葡萄乾		20	
	蔓越莓乾		20	
	鳳梨乾		20	
	＊ 龍眼干		22	
	黑棗梅		25	
	芒果青		30	

(註) ＊ 每份水果含鉀量 200 ～ 399 毫克。　　＊＊ 每份水果含鉀量 ≧ 400 毫克。　　# 果乾類含添加糖。

油脂與堅果種子類

每份含脂肪 5 公克，熱量 45 大卡			
食物名稱	購買量 (公克)	可食量 (公克)	分量
植物油			
大豆油	5	5	1 茶匙
玉米油	5	5	1 茶匙
花生油	5	5	1 茶匙
紅花子油	5	5	1 茶匙
葵花子油	5	5	1 茶匙
麻油	5	5	1 茶匙
椰子油	5	5	1 茶匙
棕櫚油	5	5	1 茶匙
橄欖油	5	5	1 茶匙
芥花油	5	5	1 茶匙
椰漿 (+1.5 公克碳水化合物)	30	30	
椰奶 (+2 公克碳水化合物)	55	55	

動物油			
牛油	6	6	1 茶匙
豬油	5	5	1 茶匙
雞油	5	5	1 茶匙
* 培根	15	15	1 片 (25x3.5x0.1 公分)
* 奶油乳酪 (cream cheese)	12	12	2 茶匙
其他			
瑪琪琳、酥油	6	6	1 茶匙
蛋黃醬	8	8	1 茶匙
沙拉醬 (法國式、義大利式)	10	10	2 茶匙
* 花生醬	9	9	1 茶匙
鮮奶油	13	13	1 湯匙
# 加州酪梨 (1 斤 2~3 個)(+3 公克 碳水化合物)	60	40	2 湯匙 (1/6 個)

(註) * 熱量主要來自脂肪但亦含有少許蛋白質 ≧ 1 公克。
　　 # 資料來源：Mahan and Raymond (2016) Food & the Nutrition Care Process 14th ed, p.1025

每份含脂肪 5 公克，熱量 45 大卡				
食物名稱	購買量 (公克)	可食量 (公克)	分量	蛋白質 (公克)
* 瓜子	20(約 50 粒)	15	1 湯匙	4
* 南瓜子、葵花子	12(約 30 粒)	10	1 湯匙	2
* 各式花生仁	13	13	10 粒	4
花生粉	13	13	2 湯匙	4
* 黑 (白) 芝麻	10	10	4 茶匙	1
* 杏仁果	7	7	5 粒	2
* 腰果	10	10	5 粒	2
* 開心果	15	10	15 粒	2
* 核桃仁	7	7	2 粒	1

(註) * 熱量主要來自脂肪但亦含有少許蛋白質 ≧ 1 公克。

稱量換算表

1 杯 = 16 湯匙	1 湯匙 = 3 茶匙 = 15 毫升
1 公斤 = 1000 公克	1 台斤（斤）= 600 公克
1 市斤 = 500 公克	1 公斤 = 2.2 磅
1 磅 = 16 盎司	1 磅 = 454 公克
1 盎司 = 30 公克	1 杯 = 240 公克（ C.C.）

資料來源：衛生福利部國民健康署 2019.5

作者	吳苡瑝
營養師	李承翰
責任編輯	李素卿
封面攝影	光衍工作室
版面編排	江麗姿
封面設計	走路花工作室
資深行銷	楊惠潔
行銷主任	辛政遠
通路經理	吳文龍
總編輯	姚蜀芸
副社長	黃錫鉉
總經理	吳濱伶
發行人	何飛鵬
出版	創意市集 Inno-Fair
	城邦文化事業股份有限公司
發行	英屬蓋曼群島商家庭傳媒股份有限公司
	城邦分公司
	115台北市南港區昆陽街16號8樓

城邦讀書花園　http://www.cite.com.tw
客戶服務信箱　service@readingclub.com.tw
客戶服務專線　02-25007718、02-25007719
24小時傳真　02-25001990、02-25001991
服務時間　週一至週五9:30-12:00，13:30-17:00
劃撥帳號　19863813　　戶名：書虫股份有限公司
實體展售書店　115台北市南港區昆陽街16號5樓
※如有缺頁、破損，或需大量購書，都請與客服聯繫

香港發行所　城邦（香港）出版集團有限公司
　　　　　　香港九龍土瓜灣土瓜灣道86號
　　　　　　順聯工業大廈6樓A室
　　　　　　電話：(852) 25086231
　　　　　　傳真：(852) 25789337
　　　　　　E-mail：hkcite@biznetvigator.com

馬新發行所　城邦（馬新）出版集團Cite (M) Sdn Bhd
　　　　　　41, Jalan Radin Anum, Bandar Baru Sri Petaling,
　　　　　　57000 Kuala Lumpur, Malaysia.
　　　　　　電話：(603)90563833
　　　　　　傳真：(603)90576622
　　　　　　Email：services@cite.my

製版印刷　凱林彩印股份有限公司
初版一刷　2023年11月
初版5刷　2024年7月
ISBN　　978-626-7336-23-6／定價　新台幣480元
EISBN　　9786267336243 (EPUB)／電子書定價　新台幣336元

Printed in Taiwan

版權所有，翻印必究

※廠商合作、作者投稿、讀者意見回饋，請至：
創意市集粉專 https://www.facebook.com/innofair
創意市集信箱 ifbook@hmg.com.tw

國家圖書館出版品預行編目資料

腎臟病低蛋白・低鹽飲食全書：這樣吃就對
了！40組健康餐X151道常備菜/ 吳苡瑝著；-- 初
版 -- 臺北市；創意市集・城邦文化出版／英屬
蓋曼群島商家庭傳媒股份有限公司城邦分公司
發行，2024.07

　　面　；公分

ISBN　978-626-7336-23-6（平裝）
1.CST:健康飲食 2.CST: 食譜 3.CST: 腎臟疾病

411.37　　　　　　　　　　　　　112012415